CÓMO TERMINAR UNA RELACIÓN Y SALIR ILESO

Descubre los Pasos para Terminar una Relación y Seguir con tu Vida con el Menor Cantidad de Daño Posible

JEFF FULLER

El uso de marcas comerciales en este documento carece de consentimiento, y la publicación de la marca comercial no tiene ni el permiso ni el respaldo del propietario de la misma.

Todas las marcas comerciales dentro de este libro se usan solo para fines de aclaración y pertenecen a sus propietarios, quienes no están relacionados con este documento.

Índice

El amor sano no es lo que hemos visto en las películas. Tenemos interiorizadas creencias basadas en el amor romántico que son irreales y perjudiciales. La información que hemos recibido sobre las relaciones de pareja influye tanto en nuestro propio comportamiento como en las expectativas sobre los actos de la otra persona.

Cuando una relación está basada en las creencias y prácticas del amor romántico, como la posesividad, los celos, la "media naranja", el sacrificio y el "para siempre" es normal que produzca malestar. Porque nos empeñamos en que la relación cumpla aquellos requisitos que nos han transmitido que *debe cumplir* el amor.

Este malestar es innecesario y no ocurre cuando una relación es sana.

Una relación de pareja debe ser, ante todo, **elegida libremente** y debe estar sustentada en **el respeto y la**

confianza. Si en una relación sientes malestar no es una relación sana.

Para aprender a detectar una relación tóxica es necesario desaprender y reconstruir una visión del amor y las relaciones más sana y realista.

He preparado este libro como si se tratara de un compendio de historias. Quizá, si puedes ver cómo se ve una relación de pareja desde fuera, puedas aprender a detectar las cosas que no van bien y que necesitan abandonarse. También he incluido consejos muy concretos que pueden ayudarte a liberarte de la culpa al dejar una relación, en especial si te está haciendo daño a ti.

A menudo, terminar una relación es sinónimo de paz interior. Es un camino complejo y poco transitado. Pero, créeme: te sentirás mucho mejor si guías tu decisión razonadamente. Espero que este libro te ayude a encontrarte en este camino de separación y de encuentro contigo mismo o misma.

Necesito un nuevo hombre

"Necesito un nuevo hombre". Es la primera cosa honesta que te dices a ti misma en un tiempo. Sabes que no estás en la relación perfecta. Sabes que muy posiblemente, te mereces algo mejor.

Ahora tienes que decidir qué vas a hacer al respecto.

Te mereces algo mejor. A veces, tienes que recordártelo a ti mismo.

A veces, también necesitas que tus amigos te lo recuerden.

Las malas relaciones son malas y a menudo adictivas. Si no sales de ellas, pueden consumirte. No vale la pena que te consuman ninguna relación, sobre todo si llevan tu autoestima y tu autovaloración a mínimos históricos.

La orientación que comparten los consejeros matrimoniales puede ayudarle a darse cuenta de que necesita un nuevo hombre. Incluso pueden ayudarte a decidir un poco más sobre el tipo de hombre que quieres y cómo saber cuándo lo has encontrado.

Una vez que sepas que necesitas un nuevo hombre, convéncete de ello hasta el final. Así será más fácil terminar con el que tienes ahora. Es el primer paso para planificar tu ruta de escape. Cuanto más tiempo permanezcas en una mala relación, más difícil será terminar con ella.

NO TODAS LAS RELACIONES SON BUENAS

Puede que no haga falta decirlo, pero algunas relaciones son intrínsecamente tóxicas. No quieres permanecer en una relación que es mala para ti más tiempo del absolutamente necesario. Puede dañar tu corazón, tus emociones y todo tu espíritu.

Ninguna relación vale la pena si te está destrozando mental y emocionalmente. Ahí es cuando sabes que es el momento de irte.

. . .

Si alguna vez has tenido que justificar una relación, ante ti misma o ante los demás, probablemente no sea la relación más saludable en la que estar. No deberías tener que poner excusas de por qué estás con un hombre. En cambio, debería ser obvio que los dos estáis enamorados y que todo va bien.

Las malas relaciones suelen ser adictivas. Para algunas adicciones, un programa de 12 pasos es una necesidad.

Con una mala relación, el primer paso es entender que estás en una. Las relaciones adictivas son insatisfactorias y emocionalmente agotadoras.

Pueden traerte dolor de una manera u otra. Puede que incluso seas consciente de lo disfuncional que es tu relación.

Es posible que te creas el conflicto una y otra vez porque no sabes cómo alejarte. Pones excusas.

Sin embargo, no te estás haciendo ningún favor. De hecho, estás perdiendo el tiempo, te estás machacando y estás perdiendo amistades por el camino. Si tus amigos te han dicho alguna vez: "¿Cómo puedes dejar que te trate así?", puede que haya un problema. Además, si sigues ignorando lo que tus amigos tienen que decir, al final te van a dejar para que cometas tus propios errores (una y otra vez).

. . .

Si aceptas lo que ocurre o haces como si no ocurriera, sólo estás empeorando las cosas. Una mala relación puede provocar ira, ansiedad y depresión. Ninguna de estas cosas es saludable.

De hecho, las malas relaciones suelen ser el resultado de una baja autoestima o una baja valoración. Tu pareja puede ser incluso la razón de tener esa baja autoestima o valoración. Pueden ser verbal o emocionalmente abusivos hasta un nivel en el que has empezado a creerles. Eso no es una relación sana. Así no es el amor.

Justificar la permanencia en una mala relación es peligroso. Hay muchas mentiras que tú también te puedes decir a ti mismo.

¿Quieres saber si eres víctima de la justificación de una mala relación? Comprueba si has utilizado alguna de estas:
- Puedo cambiarlo con el tiempo.
- No es tan malo.
- No quiero estar solo.
- He invertido demasiado en la relación.
- No quiero perder amigos por ello.
- No quiero enfrentarme a él.
- Estamos demasiado entrelazados para poder irnos.
- Las citas dan demasiado miedo.
- No soy lo suficientemente bueno para nadie más.
- No quiero que se moleste.

Estas son las diferentes mentiras que nos decimos a nosotros mismos para afrontar una mala relación. El problema es que puede que le quieras. Puede que tengas una vida bastante entrelazada con él. Tanto si vivís juntos como si no, puede que compartáis amigos similares.

Puede que trabajéis juntos, que vayáis a la escuela juntos o que estéis involucrados de otras maneras.

Puedes hacer todas las justificaciones que quieras. Sin embargo, las malas relaciones son malas. Cuanto más tiempo inviertas, más difícil será dejarlo. No importa lo difícil que sea, te debes a ti mismo aprender a alejarte.

Permanecer en una mala relación es perjudicial para la salud. Si lo permites, puede destrozarte el alma. Junto a la lista de excusas que probablemente hayas utilizado en algún momento, hay una alternativa que es considerablemente más positiva. Recordar que las excusas son simplemente excusas, te da la fuerza para seguir adelante.
- No puedes cambiar a todos los hombres que conoces.
- A veces, es así de malo.
- Estar solo puede ser saludable.
- Invertir tiempo en una relación equivocada es una mala inversión.
- Los verdaderos amigos se quedarán contigo incluso después de que dejes a uno de sus amigos.

- La confrontación no suele ser tan mala como crees que va a ser.
- Las relaciones entrelazadas terminan todo el tiempo.
- Las citas pueden dar miedo, pero también pueden merecer la pena.
- Eres lo suficientemente bueno para otras personas.
- Hacer que alguien se moleste al romper con él significa que es él quien es inestable, no tú.

Es posible que tenga que recordarse a sí mismo estas cosas con regularidad. Puede que no seas una persona conflictiva. Es natural querer evitar el drama a toda costa.

Una vez que decidas que quieres ser feliz y estar en una relación estable, vale la pena sumergirte en el drama durante un corto período de tiempo para que finalmente puedas avanzar y vivir tu mejor vida.

Aprende cómo es una relación sana. Si sólo has tenido malas relaciones, puede ser difícil saber cómo es una buena relación. De hecho, es posible que asumas que "esto es lo mejor que va a pasar".

Esa es otra mentira que nos decimos a nosotros mismos porque tenemos miedo de pasar a la acción e ir en busca de algo que sea más grande y mejor que lo que tenemos ahora.

· · ·

Hay un término medio entre las comedias románticas de "felices para siempre" y la relación mediocre de "esto servirá" en la que estás ahora.

Fíjate en algunos de tus amigos o familiares para saber cómo es una relación real. Debe haber un intercambio de información entre los miembros de la pareja. Cuando preguntas a cada miembro de la pareja por separado si son felices, dicen que sí y lo dicen en serio.

No pasan la mayor parte del tiempo envueltos en conflictos o insatisfechos por una u otra cosa.

La felicidad está disponible para ti. Está ahí fuera. Sólo tienes que ser lo suficientemente valiente para ir a por ella y lo suficientemente honesto para saber cuándo la has encontrado.

LOS CONSEJEROS MATRIMONIALES LO CUENTAN TODO

Los consejeros matrimoniales se dedican a intentar que las relaciones funcionen. Pueden detectar fácilmente una mala relación entre la multitud. Hablando con usted durante un rato, pueden averiguar si usted y su pareja serán capaces de llegar hasta el final o no. Prestan atención a cosas como el lenguaje corporal, el nivel de respeto utilizado al hablar con el otro, los objetivos y mucho más.

Los consejeros matrimoniales sugieren que todo el mundo pase por un asesoramiento prematrimonial antes de casarse. Garantiza que los objetivos se alineen y que todos estén contentos para que la relación sea capaz de mantenerse año tras año. Considérelo como una inspección, como la que se hace al comprar un coche o una casa.

Un buen matrimonio va a durar más que cualquiera de esas cosas, así que tiene sentido hacer una inspección.

El asesoramiento prematrimonial puede ser una experiencia reveladora. Te hace empezar a pensar en el futuro y en cómo va a ser con tu pareja actual. Te ayudará a decidir si realmente quieres compartir tu vida con esa persona. Si el hombre con el que estás tiene una visión muy diferente de la vida, es posible que haya que hacer concesiones. En algunos casos, el compromiso está fuera de lugar. Cuando este es el caso, los consejeros matrimoniales tienen que hacer lo más difícil e identificar que puede no ser una buena idea para los dos casarse.

Aunque todavía no estés preparada para decir "sí, quiero", el examen de todas las cosas que un consejero matrimonial analizará durante el asesoramiento prematrimonial puede ser una forma de decidir si estás en una buena relación o no.

Si te estás cuestionando si necesitas un nuevo hombre, es probable que necesites echar un buen vistazo a tu relación.

Los distintos consejeros matrimoniales enfocarán el asesoramiento prematrimonial de diferentes maneras.

Muchos utilizarán una evaluación de los lenguajes del amor para determinar si usted y su pareja hablan el mismo lenguaje del amor. Los lenguajes del amor es una forma de mejorar las relaciones y fue desarrollado por Gary Chapman.

El concepto se basa en los cinco lenguajes del amor:
- Palabras de afirmación
- Regalos
- Actos de servicio
- Tacto físico
- Tiempo de calidad

Todo el mundo habla al menos una de estas lenguas, aunque muchas personas hablan varias. Varias pruebas le ayudarán a determinar cuál es su idioma más fuerte. Si hablas un idioma diferente al de tu pareja, puede ser como si los dos hablarais lenguas extranjeras entre vosotros. Puede que eso os permita una comunicación básica, pero no está consiguiendo el máximo rendimiento.

· · ·

Si usted y su pareja hablan idiomas del amor diferentes, puede resultar difícil toda la relación. Esto no quiere decir que sea imposible, pero será un reto.

Esto significa que tenéis que trabajar activamente para hablar los idiomas del amor del otro de forma regular para que cada uno de vosotros se sienta amado.

Por ejemplo, si lo que más te gusta son las palabras de afirmación, debes asegurarte de escuchar palabras como "Gracias" y "Te quiero". Si tu pareja no te dice estas palabras con regularidad, puede hacer que te sientas poco apreciado y amado. Esto no significa que su pareja no sea agradecida y no esté enamorada. Sin embargo, es posible que tenga un lenguaje de amor diferente, como el contacto físico. Verte y darte un abrazo o tomarte de la mano es su forma de decirte que disfruta pasando tiempo contigo.

Disfrutan de tu compañía y quieren tocarte para decírtelo.

Lo mismo puede decirse de cualquiera de los lenguajes del amor.

Puede que a alguien le guste hacer regalos para demostrar su amor, mientras que otros simplemente quieren pasar tiempo de calidad contigo, como llevarte a una cita, pasar tiempo viendo películas contigo o dar un largo paseo por la playa. También están los que creen en los actos de servicio, como hacer cosas especiales para ti, como cocinar una comida, lavar los platos o llevar tu coche a cambiar el aceite.

Saber cómo expresa su amor tu pareja es un paso importante para determinar si eres capaz de comunicarte con ella o no. Además, tienes que saber que tu pareja entiende tu lenguaje amoroso y puede hablarlo con fluidez para darte lo que necesitas. De lo contrario, lo más probable es que te sientas insatisfecho en la relación.

Un consejero matrimonial también puede utilizar diferentes programas basados en la fe. Muchas iglesias no casarán a una pareja hasta que haya recibido la bendición de un consejero matrimonial que identifique su compatibilidad. Si un consejero matrimonial considera que hay una mala comunicación o que la pareja está en dos caminos diferentes en la vida, sugerirá que la pareja no se case. En este caso, puede ser difícil encontrar un sacerdote o pastor que celebre las nupcias.

Muchos de los programas basados en la fe implican hacer una serie de preguntas a cada pareja.

Si las preguntas no pueden responderse o son contestadas de forma completamente diferente por cada miembro de la pareja, esto hace saltar las alarmas. Esto puede llevar a semanas de asesoramiento para resolver las cosas y, potencialmente, a una recomendación para evitar el matrimonio.

Las preguntas que hace un consejero matrimonial durante el asesoramiento prematrimonial deben hacerse tan pronto como empiece a cuestionar si necesita estar en una nueva relación o no.

¿Fluye la conversación con facilidad?

La comunicación es una parte importante de cualquier relación sana. Debes asegurarte de que los dos sois capaces de hablar de cualquier cosa y de todo. Si hay cosas de las que te sientes incómoda hablando con él, pregúntate por qué.

Las conversaciones deben fluir con facilidad. Si los dos no pueden perderse en la conversación, hablando de cualquier cosa y de todo, será difícil mantener una relación durante mucho tiempo.

Las conversaciones tampoco deben ser unilaterales. Si una de las personas es la única que habla, no hay suficiente igualdad en la relación.

. . .

¿Confías en todo lo que hace?

La confianza es otro de los pilares de una relación. Sin confianza, no tienes nada. Puede que haya habido cosas que él haya hecho en el pasado que te hayan dado motivos para no confiar en él, como la infidelidad. Si has decidido dejar atrás una indiscreción, tienes que estar dispuesta a confiarle tus secretos, tus preocupaciones y tu corazón.

Si no sientes que puedes confiar en él, decide si esto es pasajero o si hay algo que él pueda hacer para ganarse esa confianza. Al final, si no puedes confiar en él, tienes que terminar la relación porque sólo acabará perjudicándote.

¿Son ambos económicamente independientes?

Es importante que cada uno de vosotros sea independiente económicamente.

Si él tiene un trabajo y tú no, puedes apoyarte en él más de lo que es saludable. Si tú tienes un trabajo y él no, puede que él se apoye más en ti. Para que la relación sea buena, tenéis que ser económicamente independientes el uno del otro.

. . .

Aunque no siempre sea así en tu relación, como por ejemplo si os casáis y uno de los dos decide quedarse en casa después de tener hijos, tiene que ser así al principio.

De lo contrario, puede crecer el resentimiento por no poder tener tu independencia. No querrás cuestionar si están contigo por la situación económica o por amor.

¿Te ves envejeciendo con él?

Ya tengas 25, 45 o incluso 65 años, esta es una pregunta que tienes que hacerte. Cierra los ojos y visualiza esto durante un minuto.

Esto puede ser una prueba de realidad para ti en muchos sentidos.

Muchas personas no se dan cuenta de que están en una relación sólo por estar en una relación hasta que hacen esta comprobación.

Si no te ves envejeciendo con el hombre con el que estás, no es un elemento permanente en tu vida.

· · ·

Del mismo modo, si él no se ve envejeciendo contigo, es mejor saberlo ahora. No quieres estar en una relación que no va a ninguna parte, especialmente si tú crees que sí y él no. Puede hacer que te duela el corazón durante un tiempo, pero es mejor identificar estas cosas ahora que invertir varios años más en la relación sólo para descubrirlo más tarde.

¿Te ves teniendo hijos con él?

Demasiadas veces, es fácil dejarse llevar por los sentimientos de lujuria en lugar de por el amor. Las parejas más jóvenes son especialmente culpables de esto.

Se meten en la madriguera de la lujuria y el romance y se olvidan de pensar en lo que significa todo esto.

Las relaciones suelen llevar al matrimonio y el matrimonio suele llevar a formar una familia. ¿Qué opinas de tener hijos? ¿Qué opinas de tener hijos con el hombre con el que estás?

Muchas mujeres que mantienen una relación sana se emocionan pensando en lo buen padre que será su marido. Si te preguntas si el hombre con el que estás será un buen padre o no, eso dice mucho de su carácter. Puede que no te trate como tú sabes (quizás en el fondo) que te mereces. Si no puedes verlo como el padre de tus hijos, es un claro indicio de que la relación debe terminar.

¿Se alinean sus aspectos religiosos y políticos?

Es difícil tener una relación si no se está de acuerdo con la religión y la política. Habrá momentos en los que tú pienses de una manera y tu pareja de otra. Puede convertirse en una discusión que haga temblar la tierra debido a puntos de vista muy diferentes.

Aunque no tenéis que estar de acuerdo en todo, es importante estar de acuerdo en las cosas importantes. Si podéis reconocer y apreciar vuestras diferencias, hay esperanza.

Sin embargo, si eres cristiano y él es ateo, por ejemplo, esto puede llevar a una ruptura relacional en algún momento. También deberíais ser capaces de ver las diferencias del otro como algo diferente, no como algo malo.

Si los dos discuten que uno u otro está equivocado o es infantil o estúpido por ver de una manera en vez de otra, puede resultar en una incompatibilidad que no se puede superar.

· · ·

Todo se reduce a saber si estás en una relación sana o no. Puede que hayas empezado a hacerte a la idea de que no estás en una totalmente funcional, y eso está bien. Es lo que haces al respecto lo que realmente te define. Todos podemos cometer algunos errores en el departamento de relaciones de vez en cuando.

Ahora que sabes que no estás con tu verdadero amor, ¿qué vas a hacer al respecto? Te ayudaremos a desarrollar tu vía de escape, pero tienes que averiguar con qué tipo de hombre estás en una relación. De esta manera, sabrás por qué la relación no va a funcionar y cómo será mejor terminar las cosas.

SÍNTOMAS DE UNA RELACIÓN QUE NO ES SANA

¿Cómo saber si se acabó el amor? ¿Cómo saber cuándo dejar a tu pareja? ¿Cómo saber si dejar a tu pareja es lo correcto? Terminar una relación no es correcto ni inco-rrecto, simplemente, es necesario cuando no es una relación sana. Con estas señales podrás identificar que una relación no funciona y diferenciar el amor de la costumbre y la dependencia:

- Hay maltrato. Se considera que hay maltrato en la pareja cuando existen actos violentos. La violencia no es solamente física, también puede ser psicológica, emocional, sexual, económica, patrimonial, simbólica o social. Si las acciones de tu pareja te hacen daño, la relación está rota. Estas claves te ayudarán a detectar el maltrato psicológico en la pareja.

- No te sientes querido o querida. Sin amor no puede haber una relación de pareja. El amor debe ser bidireccional pues el amor, si no es correspondido, es obsesión. Además, el amor debe ser demostrado y sentido. ¿No sientes que tu pareja te quiera? Replantéate la relación.

- No te sientes respetado/a. Sin respeto no puede haber una relación sana. El respeto es un pilar básico de cualquier relación. Para que una relación sea sana, ambos miembros deben aceptar a la otra persona tal como es y respetar sus ideas y sus decisiones.

- No te sientes libre. Una relación sana requiere que haya libertad. Tener pareja no es obligatorio ni necesario. Tener una relación de pareja es una elección que debe hacerse desde la madurez, libertad e independencia emocional. Debes elegir libremente compartir tu tiempo con esa persona porque aporta valor a tu vida. Si sientes algún tipo de coacción, no es amor.

- No te sientes valorado e importante para tu pareja. El amor debe ser recíproco y debe ser demostrado con actos. Si tu pareja no dedica tiempo a la relación, no valora tu compañía o no te aprecia como persona, es que no te ama. Sentir que no te valora es otra de las señales de que la relación no funciona.

- Hay infidelidad. Cabe puntualizar que no siempre la relación está rota después de una infidelidad, existen casos en los que el perdón y el cambio posibilitan continuar con una relación sana. Sin embargo, en la mayoría de ocasiones la infidelidad es un síntoma de que la relación no va bien. Además, en caso de no ser una práctica previamente acordada, la infidelidad supone una traición y una falta de respeto hacia la persona engañada, que puede producir mucho dolor.

- Hay muchas cosas de tu pareja que te molestan mucho. Al inicio de una relación, el cóctel hormonal del enamoramiento nos impide ver de forma objetiva a la otra persona. Sin embargo, conforme va pasando el tiempo, el enamoramiento inicial va disminuyendo, permitiéndonos ver a nuestra pareja de forma más realista. En ese punto, es habitual detectar cosas que no nos gustan y, ante eso, es importante ver si podemos aceptarlo o no. Si aquello que no te gusta de él o ella es inaceptable para ti, la relación está rota.

- Necesitas que tu pareja cambie. Las personas no cambian porque otra quiera. La personalidad, es decir, la forma de sentir, de pensar y de comportarse de una persona, no cambia. El carácter puede moldearse, una persona puede cambiar algún rasgo de su personalidad porque por voluntad propia decida cambiarlo o porque tras alguna experiencia realice un aprendizaje. Sin embargo, no cambiará porque tú le insistas.

Así que, si puedes aceptar a tu pareja tal como es ahora mismo, bien. Si no le puedes aceptar y necesitas que cambie para sentirte bien y a gusto con la relación, es que está rota.

- No sientes paz. Cuando una relación es sana y beneficiosa, lo que debes sentir es bienestar y tranquilidad. Una relación sana aporta calma y te hace sentir bien. Si no sientes paz, la relación no va bien.

- Sientes que no te hace bien. Relacionado con el anterior, si sientes que esta persona no te conviene, que no te aporta, que no mejora tu vida, sino todo lo contrario, seguramente, no es una relación sana. Si piensas que la relación no te hace bien o si muchas personas de tu entorno te lo dicen, tenéis razón. Si sientes que no te hace bien pero que le "necesitas", eso no es amor, es dependencia emocional.

- Sus expectativas son diferentes. Si esperáis cosas diferentes de la relación, será difícil cumplir los objetivos de ambos. En una relación sana no debes dejar tus metas, tus objetivos ni tus planes por la otra persona.

- Tienen valores muy diferentes. Para que una relación sea sana y beneficiosa para ambas personas es necesario tener una visión de la vida parecida o compatible. Si, por ejemplo, para ti es muy importante la familia y para la otra persona lo más importante es el trabajo, la vida en común será complicada.

- Estilos de vida muy diferentes. Suele ser incompatible mantener una relación con una persona con la que no compartes el estilo de vida. Eso no significa que tengáis que compartir opinión ni coincidir en todo, pero sí es importante que haya más puntos en común que diferencias.
- No tienen confianza. La confianza es otro de los pilares de una relación de pareja. Para que una relación sea sana, debes sentir tranquilidad. Si sientes que te miente, si te sientes engañado/a o no puedes confiar en tu pareja, la relación está rota.
- No mejora tu vida. Una relación tiene sentido cuando tu vida es mejor con esa persona. Si no es así, la relación no está aportándote nada significativo. Si además complica tu vida y sigues con esa persona, es probable que la causa sea la dependencia emocional.
- No te apoya. Tu pareja debe ser un compañero o compañera que te anime y te apoye en tu desarrollo y evolución personal. Cuando una persona siente un amor sincero por otra, quiere ver a esta crecer y conseguir sus metas. Si tu pareja menosprecia tus objetivos y no quiere verte evolucionar, siente envidia o celos entorpece una relación de pareja sana.
- La comunicación no es adecuada. La comunicación es un pilar básico de cualquier relación. No podemos leer la mente de la otra persona, por lo que es esencial aprender a

expresar lo que pensamos y sentimos, así como aprender a escuchar y entender lo que piensa y siente la otra persona. Cuando la comunicación no es asertiva, agrava los conflictos, deteriora la relación y produce dolor.

- La comunicación es ausente. Cuando la comunicación es inexistente denota desinterés en saber del otro. Le demostramos a nuestra pareja que no nos importa. Sin comunicación el vínculo se deteriora. Aquí encontrarás más información sobre la psicología de la comunicación en la pareja.
- No hacen actividades juntos. No compartir aficiones ni ocio o no pasar tiempo de calidad juntos es una señal de que la relación no funciona. Si no tienes ganas de compartir tu tiempo libre con él o ella o, por el contrario, sientes que esa persona no está interesada en compartir tiempo contigo, es necesario replantear la relación.
- Hay dudas. Cuando la relación va bien, las dudas no tienen lugar. Tanto si tu pareja expresa que tiene dudas, como si eres tú el que duda de la relación, significa que alguno de los dos se plantea que su vida sería mejor sin el otro. Cuando hay dudas es porque la relación no va bien.
- No admiras a tu pareja. Con tu pareja pasas mucho tiempo y acaba influyendo en tu forma de ser, pensar y comportarte. Por ello es esencial elegir una persona que te inspire y que te motive.

Alguien que te parezca una gran persona. En el amor debe haber admiración.

- No te permite crecer. Una relación sana y funcional debe ayudarte a crecer y desarrollarte como persona. Las personas evolucionamos y cambiamos, si la relación no te permite hacer esta transformación personal, no es una relación sana. Si sientes que no puedes desarrollarte profesionalmente o que no puedes realizar actividades beneficiosas para ti porque la relación te lo impide, la relación te está limitando.

- Sientes que debes hacer un gran esfuerzo. Para que una relación de cualquier tipo funcione es necesario realizar un esfuerzo para comprender y convivir con las diferencias. Sin embargo, debe ser un esfuerzo que aceptamos de buen grado. Si sientes que el esfuerzo es muy grande y que te cuesta mucho mantener la relación, plantéate si vale la pena. Seguramente no.

- No son compatibles sexualmente. La sexualidad es una parte importante en una relación de pareja. La compatibilidad sexual se refiere a que tengáis ideas parecidas en cuanto al estilo de prácticas sexuales y de la frecuencia de las mismas. Para que la sexualidad sea sana debe ser siempre consensuada y disfrutada por las personas que participan en las prácticas sexuales. Según un estudio de la Society for Personality and Social Psychology, la variable que repercute en la unión y la felicidad de la pareja es la calidad de los encuentros sexuales y no la cantidad.

- La relación te hace sufrir. Si sientes que por algún otro motivo la relación te hace sufrir, no es una relación sana para ti. El amor no duele, lo que duele es el desamor, la dependencia emocional y las relaciones no sanas.

- No comparten las responsabilidades. En una relación sana, el respeto es esencial. También forma parte del respeto y el cuidado del otro repartir equitativamente las tareas y responsabilidades. Si sientes que las responsabilidades no son compartidas, que cargas con más tareas de las que te tocaría y que a tu pareja no le importa, replanteate si hay respeto y amor verdadero en la relación.

- No compartís momentos divertidos. Pasarlo bien y disfrutar juntos o juntas es fundamental. La risa y el humor son síntoma de complicidad y diversión. Si brillan por su ausencia, replantéate si de verdad disfrutas de la compañía de tu pareja o sigues en la relación por costumbre o dependencia.

- Sientes que no puedes ser tú mismo/a. En una relación sana no debes cambiar para agradar a la otra persona, sino que debe aceptarte tal como eres. Eso no significa que le guste absolutamente todo de ti, significa que le gustas como persona en global y que, aunque haya cosas que no le gusten o no comparta, puede tolerarlas.

- Te cuesta mucho ser fiel. Si no ha habido infidelidad, pero te sientes atraído o atraída por otras personas y te resulta muy difícil ser fiel puede que no quieras tanto a tu pareja. Es normal sentirse atraído puntualmente por otras personas, pero cuando hay amor y la fidelidad es elegida no debe costar un gran esfuerzo.
- Haces cosas que hacen daño a tu pareja. Cuando se ama de verdad, no se concibe la idea de hacer daño al otro de forma consciente. Si tus actos hacen daño a tu pareja, lo sabes y no haces nada para remediarlo es que seguramente no le amas. No amar a tu pareja es la principal razón por la cual se debe acabar una relación.

TE MERECES ALGO MEJOR

Es difícil saber si estás en una buena relación o no. Especialmente si hace tiempo que no sales con alguien, puede ser agradable relacionarse con cualquiera. Te llevan a sitios o te sonríen y pierdes todo el sentido de quién eres y qué quieres. Al principio, puede que sean tus amigos los que te digan que te mereces algo mejor.

No descartes lo que te dicen tus amigos. No están en la relación.

. . .

Ven las cosas a vista de pájaro. Si ven algo que "no está bien", no dejes de escucharlos. Puede que vean algo que merezca la pena explorar en detalle. Aunque no todos los amigos van a ser sinceros, los más cercanos están pendientes de ti. Escúchales.

Puede que empiece a darse cuenta de que usted también no está en la mejor relación. Puede que empiece a centrar toda su atención en sí mismo. Puede ser que sus acciones hagan saltar las alarmas en tu cabeza. Sea lo que sea, es importante que identifiques los problemas. Algunos hombres son capaces de cambiar una vez que se les muestra el error de sus formas.

Otros hombres siempre serán así. Depende de ti saber cuál es cada uno y salir de él antes de que tenga la oportunidad de causar demasiado daño.

Piensa en tu final. Algunas relaciones están pensadas para ser cortas. Son divertidas mientras duran y luego sigues adelante.

Puede que se trate de una divertida e inocente relación de verano.

Puede que se trate de un amigo con el que decidiste pasar al siguiente nivel sólo para decidir que estabais mejor como amigos.

. . .

Está bien que todas las relaciones no acaben en matrimonio. No tiene por qué hacerlo.

Antes de pensar en su final, es importante analizar los motivos de las citas.

#1 CONOCE LOS DIFERENTES TIPOS DE PERSONAS QUE EXISTEN

Puede que quiera una persona atlética que disfrute yendo al gimnasio y viendo partidos los domingos. Puede que quieras un tipo intelectual que pase el tiempo enterrado en un libro en una cafetería. Hay toda clase de "tipos". Va a ser difícil saber cuál es tu tipo hasta que te expongas y pruebes algunas relaciones. El "tipo" que crees que quieres puede no ser el adecuado para ti. Sin embargo, no lo sabrás hasta que lo pruebes.

#2 AVERIGUA SOBRE TI MISMO

Puedes aprender bastante cuando te involucras en una relación.

Puede que descubras que eres muy obstinado o que te falta capacidad para tomar decisiones por ti mismo. Si no te gusta la persona que eres cuando estás con una persona o quieres descubrir cómo cambiarte para mejor, salir con alguien durante un tiempo puede ser un gran experimento social.

Puede ser una buena idea llevar un diario sobre tus experiencias en las citas. Escribe lo que salió mal y por qué las cosas terminaron para que sepas lo que buscas en la próxima persona con la que salgas.

#3 APRENDE A AMAR

Enamorarse puede ser algo divertido. Sin embargo, debes asegurarte de que te abres al amor. Si te cierras demasiado, será difícil dejar entrar a alguien. Aunque encuentres al Sr. Perfecto en la piscina de las citas, puede que se te escape porque no estás preparada.

Las citas te enseñarán más a aprender a amar y a dejarte amar. No tengas miedo de ser vulnerable con alguien.

#4 DESARROLLA TUS HABILIDADES PERSONALES

Aprende algunas cosas cuando estés en la fase de citas de una relación. Aprenderás algo nuevo con cada nueva cita que tengas.

Puede ser aprender a relajarte, a hablar más de ti mismo, a hablar menos de ti mismo o a escuchar con un poco más de atención.

. . .

Puedes utilizar algunos escenarios de citas de bajo riesgo para crecer como persona. Acude a algunas citas a ciegas.

Deja que tus amigos te arreglen. Crea un perfil de citas.
Diviértete con las citas para que crezcan tus habilidades.

De este modo, cuando llegue "el elegido", estarás preparado para él.

#5 LAS CITAS NO SON PARA COMPROMETERSE DEMASIADO RÁPIDO

Salir con alguien no significa poner una tirita en un corazón roto o lanzarse a algo para lo que no estás preparado. Especialmente si has tenido una serie de malas relaciones, no querrás lanzarte a algo demasiado rápido.

Desgraciadamente, la gente suele decir cosas como: "Bueno, no voy a rejuvenecer" o "estoy desperdiciando mis mejores años reproductivos". No dejes que estas excusas se te pasen por la cabeza porque son las razones equivocadas para salir con alguien y entablar una relación.

No te comprometas demasiado rápido. Deja que una relación sea divertida durante un tiempo. Incluso puedes prometerte a ti mismo que no te pondrás serio durante un tiempo.

Así tendrás la oportunidad de tantear el terreno y saber que es seguro alejarse si no te diviertes o no es la conexión adecuada.

#6 LAS CITAS NO SON PARA SER INFELIZ

Las citas son casuales. Hasta que no pases por el altar y comprometas tu vida con otra persona, es casual. Si no eres feliz cuando sales con alguien, no lo estás haciendo bien. Muchas personas salen con alguien porque es divertido, aunque no quieran tener una relación seria todavía. Eso no tiene nada de malo.

Asegúrate de que sales con alguien para encontrar la alegría. En cuanto dejes de ser feliz con las citas, es el momento de romper con esa pareja y analizar detenidamente quién eres, qué quieres y qué necesitas.

Ahora que ya sabes lo que son las citas, piensa en tu objetivo. El de cada uno es diferente, al menos al principio.
- ¿Es para divertirse?
- ¿Es para pasar el tiempo sin estar solo?
- ¿Es para encontrar un posible marido?

. . .

No hay nada malo en ninguno de los escenarios anteriores cuando se trata de un juego final. Y es probable que tu objetivo cambie a lo largo de tu vida.

Puede que ahora salgas para divertirte, pero con el tiempo es probable que salgas para encontrar un posible marido.

Sé sincero contigo mismo y con tu pareja. No quieres que te engañen y ellos tampoco.

Si no estás centrada en tu objetivo y no lo alcanzas (por ejemplo, no te diviertes o no estás con un marido potencial), no estás en un buen ambiente de citas. Te debes a ti misma evaluar tu atmósfera de vez en cuando. Si la persona no es la adecuada para ti o el juego final ha cambiado, tienes que hacer un movimiento.

Es justo. Tienes que priorizarte a ti mismo por encima de los demás, si no, no estás siendo justo contigo mismo.

Tienes que quererte a ti mismo. Salir con un propósito, pero saber que tienes la capacidad de dejar esa relación cuando el propósito ya no se cumpla.

Te mereces algo mejor. Es importante recordar.

· · ·

Después de una serie de malas relaciones, puede parecer que no lo mereces. Sin embargo, necesitas amarte a ti misma antes de poder amar a otra persona. Te mereces lo mejor de la vida. Si te centras en tu autoestima, podrás evitar comprometerte de por vida con la persona equivocada.

Si sabes que no estás en una buena relación, te mereces algo mejor.

Es entonces cuando tienes que decirte a ti misma: "Necesito un nuevo hombre". Una vez que reconozcas esto, puedes trabajar para salir de la mala relación en la que estás. Esto puede llevar algo de tiempo, pero vale la pena planificar tu ruta de escape para que puedas seguir adelante con una versión más saludable de ti.

2

¿Con quién tienes una relación?

Es importante saber con quién tienes una relación. A veces, ni siquiera recuerdas qué te atrajo de esa persona en primer lugar.

Puede que hayan sido amigos comunes, una cita online o un encuentro casual. A menudo, estar en una nueva relación puede ser cegador. Estás tan entusiasmado por estar en una relación con alguien que tienes anteojeras para lo que realmente está sucediendo.

Cuando se tiene la sospecha de que no se está en la mejor relación, hay que mirar más de cerca lo que está pasando en la relación. Esto incluye identificar con quién estás en una relación. Claro que sabes su nombre. Sin embargo, ¿cuánto más sabes realmente?

Si analizas la relación y a la persona con la que sales,

podrás averiguar por qué es mala para ti y qué hay que hacer para terminar la relación.

ESTABLECER EL TIPO DE PERSONA CON LA QUE SE TIENE UNA RELACIÓN

Puede que estés en una relación que no está equilibrada.

A lo largo de este libro, vamos a cubrir tres personajes principales:
- El narcisista
- El gorrón
- El matón

Al ver a estos tres, puede ser fácil vivir en la negación de que usted no puede estar saliendo con uno de estos tipos de individuos. Sin embargo, hay una razón por la que ya no te sientes como si fuera "el elegido", y es probable que sea porque de hecho es uno de estos personajes.

Al comprender mejor el tipo de persona con la que estás en una relación, verás por qué no es una buena opción para ti.

Entenderás sus motivos para estar en la relación y por qué es mejor para ti seguir adelante, por muy duro que sea.

· · ·

Simplemente leyendo una lista de características puede resultarte difícil detectar con quién estás saliendo.

Después de todo, es más fácil detectar los defectos en la relación de otra persona que en la tuya propia. Por eso vamos a contarte la historia de Mónica y de tres relaciones diferentes en las que ha estado. Es probable que notes situaciones en las que tú y Mónica habéis estado.

Será una señal reveladora de que no estás en una relación con alguien que te ve como un igual.

Cuando conozcas mejor a la persona, podrás averiguar qué es lo que la motiva. Debes saber por qué está en una relación contigo y cómo le afectará cuando rompas. La preparación es fundamental.

Algunas relaciones son más fáciles de romper que otras.

En gran medida, esto dependerá del tipo de persona con la que estés, del tiempo que llevéis saliendo y de lo entrelazadas que estén vuestras vidas.

Como todas las relaciones son diferentes, también puedes descubrir que estás en una relación con más de un personaje. Puede ser que estés saliendo con un acosador narcisista o con un aprovechado acosador. En cualquier caso, cuanto antes sepas más sobre la persona con la que estás en una relación, más fácil será ver que no es digna de tu amor.

POR QUÉ HAY QUE MANEJAR LAS RELACIONES DE FORMA DIFERENTE

Debes asegurarte de abordar la relación con cuidado. De lo contrario, podrías acabar metiéndote en más problemas. Tampoco querrás sentirte culpable por terminar la relación. Conocer a fondo el tipo de relación en la que te encuentras te asegurará que seas consciente de por qué ha llegado el momento de terminarla.

Lo último que quieres es tener que retroceder.

Esencialmente, esto significa que no quieres llegar a la mitad de la ruptura y sentirte obligado a permanecer en la relación por lo que la otra persona está diciendo o haciendo. Tampoco quieres caer en ninguna de sus historias sobre cómo van a trabajar en las cosas o hacerlo mejor.

Especialmente si ya le has dado la oportunidad de cambiar, tienes que hacer lo mejor para ti. Eso significa salir de la relación de una vez por todas.

. . .

Cuando se rompe con un narcisista, lo mejor es terminar cuanto antes. Ellos estarán bien. Sólo tendrán que encontrar a otra persona que los admire. Puede que hayas disfrutado estando con ellos, pero estaban centrados en sí mismos más que en ti.

Cuando rompes con un gorrón, tiene que ser una ruptura limpia.

De lo contrario, será una lista interminable de excusas de por qué necesita estar contigo. Todo se reduce a su incapacidad para cuidar de sí mismos. No eres su madre y por lo tanto no estás obligado a cuidar de ellos. Date cuenta de esto, recuérdalo y termina las cosas.

Cuando rompes con un acosador, éste pierde su control sobre ti.

Puede que sea necesario tener a otra persona contigo, especialmente si han sido verbal o físicamente abusivos en el pasado. Recuerda por qué estás rompiendo con ellos y mantente fuerte.

Como puedes ver, cada relación necesita un enfoque diferente. No querrás encontrarte sin estar preparado para una ruptura.

. . .

Averigua con quién estás saliendo y ocúpate de lo que hay que hacer. Cuando te encuentres fuera de la relación, respira profundamente. Te has liberado de una relación insana. A continuación, puedes centrarte en cómo elegir una relación más saludable para la próxima vez.

CÓMO ELEGIR UNA PAREJA SANA

Hoy en día se habla mucho de personas y relaciones tóxicas, y sobre **cómo debemos identificarlas** y alejarnos de ellas por nuestra salud emocional.

Sin embargo, nadie nos dice qué características sí debe tener una persona para **tener una pareja sana y construir una relación que nos haga crecer.** Aquí todo lo que debes considerar no sólo de esa persona, sino también lo que tú debes poner en práctica contigo misma.

QUIERE UNA PAREJA POR GUSTO, NO POR NECESIDAD

Una cosa es querer estar con alguien porque te gusta y te encantaría compartir cosas con ella, a conformarte con un 'peor es nada' porque no toleras estar solo y te cuesta trabajo lidiar contigo mismo o misma. Una **persona emocionalmente estable sabe estar sola**, y de hecho le encanta, pero si conoce a alguien 'especial' con quien pueda compartir su vida, lo hará por esta razón, no sólo por 'tener a alguien' a su lado. **Elegir pareja** bajo esta necesidad, generalmente termina siendo un desastre o una relación tóxica. *¡OJO!*

ESTÁ CONSCIENTE DE QUE EL AMOR NO ES SUFICIENTE

Nos encantaría decirte que el amor lo puede todo en una relación (*like a teenager*), pero no es así, se requieren de muchas cosas para que una pareja funcione, como la comunicación, la confianza, la lealtad, la libertad, el respeto, etc. Así que, a la hora de **elegir pareja**, busca que esta persona también tenga claro que de 'amor' no se vive, y que quiera trabajar contigo esos aspectos súper importantes que mencionamos anteriormente y que toda **pareja sana** hace para estar feliz.

NO IDEALIZA

Es importante que ambas partes estén conscientes de quiénes son. Socialmente nos enseñaron a creer que 'el amor de nuestra vida' debe ser un príncipe o una princesa de cuento de hadas para tener un final feliz, lo cierto, es que, ese concepto es totalmente erróneo y enfermizo. **Para tener una pareja sana**, es importante que sepan que toda persona tiene cualidades y defectos, y eso está bien; idealizar a tu *significant other*, probablemente termine en desilusión y frustración si éste no alcanza tus expectativas (quizá imaginarias) que te hiciste sobre él o ella.

TIENE UNA VIDA

Nos han hecho creer que **estar en pareja significa** dejar todo de lado y enfocarnos sólo en ésta, ¡GRAVE ERROR! Para **tener una pareja sana**, ambos deben entender que tienen más prioridades en la vida como su familia, carrera profesional, amigos, hobbies y que esto se comparte, y si no, también las cosas deben funcionar.

TRABAJA A TU LADO, NO DEPENDE DE TI

Una persona emocionalmente sana, no dependerá de ti, obvio, te pedirá ayuda, pero si ésta puede resolver sus asuntos, ¡genial! Una pareja debe estar para apoyarse y trabajar juntos por sus objetivos en conjunto y personales.

. . .

Si estás buscando pareja o te está conquistando alguien dependiente desde emocional hasta económicamente, ¡huye!, de lo contrario, tendrás a un hijo o una hija que cuidar, en lugar de una pareja madura con la cual crecer.

3

El narcisista

Ahora es el momento de conocer a Mónica y Saúl. Esta es una oportunidad para detectar algunos de los problemas que tiene Mónica en esta relación y determinar si alguno de ellos refleja los problemas que tienes en tu propia relación. Después, analizaremos un poco más la relación para ofrecerte una visión útil.

PERFIL: SAÚL Y MÓNICA

Mónica acababa de licenciarse en Derecho y se alegraba de estar sola.

Una de sus hermanas de la hermandad estaba deseando hacer de casamentera.

Mientras las dos tomaban cócteles en un bar cercano al

campus universitario, Megan no paraba de argumentar su caso.

No paraba de hablar de un chico en particular, que era guapo y ambicioso.

"Vamos, déjame presentarte con él. Él también se acaba de graduar.

Estuvo en una fraternidad con mi hermano y creo que te va a gustar mucho", le rogó su hermana de la hermandad, Megan. Si había una persona en la que Mónica confiaba más que en nadie, era Megan. Se conocían desde el primer año.

"De acuerdo, bien. Hazlo", dijo Mónica. Aunque no estaba muy contenta de que les propusieran una cita a ciegas, estaba emocionada por conocer a alguien nuevo.

No había tenido muchas citas durante la universidad porque quería centrarse en sus estudios. Ahora que se había graduado, quería empezar a salir un poco más. Además, si Megan decía que era un buen tipo, debía serlo.

· · ·

Todo estaba preparado para la cita. Mónica se reuniría con él en un restaurante popular. Llegó unos minutos antes que él y se quedó en el vestíbulo. En el momento en que Saúl entró en el restaurante, supo que le iba a gustar. Era alto, con el pelo oscuro y una sonrisa radiante. La vio, sonrió y se alisó el pelo. Se presentó y dejó que la anfitriona los llevara a la mesa.

Hubo un silencio un poco incómodo al principio, así que Mónica preguntó: "¿Y qué haces ahora que la universidad ha terminado?"

Saúl pasó el resto de la noche contándole todo sobre la carrera de modelo que le habían ofrecido. Había pasado la última semana en Nueva York en una sesión de fotos con una revista de moda de alto nivel. Saúl dijo que la revista saldría el mes siguiente y que se aseguraría de que ella recibiera un ejemplar. Mónica se rió y dijo que parecía muy divertido.

Después del restaurante, Mónica sugirió ir a la playa, pero Saúl no quería mancharse los zapatos de arena. Sugirió dar un paseo por el centro comercial para ver la última moda. Le dijo a Mónica que sería estupendo que le diera su opinión sobre lo que creía que estaba de moda.

· · ·

Ella aceptó. Saúl le pareció encantador y disfrutó escuchándole hablar de diseñadores de moda de los que nunca había oído hablar.

Saúl la tomó de la mano y caminó con ella por el centro comercial.

En un momento dado, se detuvo y deslizó su mano por el pelo de ella, colocándolo detrás de la oreja. A ella se le puso la piel de gallina cuando lo hizo y le sonrió. Él también le sonrió.

No pasó mucho tiempo hasta que los dos se hicieron inseparables.

"¿Por qué no te unes a mi sesión de fotos en Nueva York este fin de semana?" Saúl se ofreció. "Me encantaría tener a alguien allí apoyándome".

"Claro, ¿está bien?" Preguntó Mónica, ansiosa por ver a Saúl en acción.

"Por supuesto. Los asistentes de allí hacen todo lo que les pido", dijo Saúl.

.   .   .

Mónica le contó a Megan sobre su viaje a Nueva York. "Ves, te dije que es increíble. Me alegro de que os funcione a los dos". Mónica también estaba feliz por las cosas. Su amiga también estaba feliz por ser una casamentera exitosa.

Cuando Mónica llegó al aeropuerto de Nueva York, esperó a Saúl en la terminal de equipajes. Le envió un mensaje de texto, preguntándose dónde estaría. No hubo respuesta. Finalmente, lo llamó. "Hola, ¿dónde estás?"

"Oh", dijo Saúl. "No sabía que habías aterrizado. Estoy en medio de un rodaje, así que enviaré a un asistente al plató por ti".

Antes de que Mónica pudiera preguntar algo, él había colgado.

"Vale, no hay problema", se dijo Mónica. Era una chica de pueblo y la ciudad de Nueva York no tenía nada de pueblo. Llevó su maleta hasta los bancos de la pared y se sentó.

Aproximadamente una hora más tarde, una morena tímida se acercó a Mónica. "Hola, ¿eres Mónica Tanner?" Era la asistente que Saúl había enviado a buscar a Mónica y llevarla al plató.

· · ·

"Esa soy yo", dijo Mónica, cogiendo su maleta y siguiendo a la chica. El trayecto hasta el plató fue silencioso, con Mónica sin saber qué decir a la asistente o sobre Saúl.

Saúl hizo un gran alboroto cuando ella llegó, disculpándose por no estar allí. La llevó a conocer a todos los fotógrafos y asistentes. Cuando terminó de presentarla a todos, ella había olvidado los nombres de casi todos.

"¿Estás bien aquí por un tiempo, nena?" Preguntó Saúl.

Mónica asintió. "Ve, sé fabuloso", sonrió. Saúl le devolvió la sonrisa y le dio un pulgar hacia arriba.

Ella se quedó allí sentada animándole durante más de dos horas. De vez en cuando, él la miraba y le daba otro pulgar hacia arriba. Ella se lo devolvía, haciéndole saber que estaba bien y que podía continuar.

Una vez que terminó, la levantó y le dio un beso delante de todo el personal. Ella se apartó un poco, pero a él no le importó. Quería que todos supieran que era su chica.

Saúl chasqueó los dedos a uno de los asistentes. "Has hecho la reserva que te dije, ¿verdad?"

· · ·

El asistente parpadeó un segundo. "Yo... ummm... estaban reservados para esta noche. Dijeron que estaban reservados para dentro de tres meses. Hice una reserva en un lugar diferente que te va a encantar".

Saúl puso los ojos en blanco y miró a Mónica. "Lo siento mucho, es muy difícil encontrar buena ayuda por aquí". Lo dijo lo suficientemente alto como para que la asistente escuchara cada palabra.

Mónica negó con la cabeza. "Estoy segura de que donde sea que vayamos será genial".

Dirigió su atención a la asistente. "Gracias por hacer las reservas. Apuesto a que el lugar que has elegido es increíble".

Saúl no dijo nada más a la asistente. Más bien, cogió la mano de Mónica, saludó al fotógrafo y se dirigió al ascensor. "Estoy muy contento de haber terminado por hoy.

Mañana es una sesión nocturna, así que tenemos toda esta noche y la mayor parte del día de mañana para hacer algo de turismo. Hay algunos lugares a los que quería ir".

. . .

"Eso suena muy bien. Yo también quería ver algunos lugares", dijo Mónica, emocionada por estar por fin en Nueva York.

"Por supuesto. Nunca has estado en Nueva York. Es bueno que salgas conmigo. Me aseguraré de que veas más mundo. El restaurante es uno de esos lugares que están repletos de famosos, así que será emocionante", dijo Saúl.

"No puedo esperar". Mónica tampoco podía. Nunca había salido con alguien como Saúl.

Era guapo, ambicioso y siempre estaba dispuesto a mimarla con regalos y cenas caras.

Unos días después, Mónica voló de vuelta a casa. Saúl volvería en unos días más. Dijo que tenía grandes planes para los dos. Ella no podía esperar a saber qué iba a ser, pero prometió que sería paciente.

Saúl estaba haciendo una gran cosa de algo. Llamó a todos sus amigos y le dijo que hiciera venir a todos sus amigos a un restaurante. Estaba listo para hacer un anuncio.

. . .

"No crees que vaya a hacer la pregunta, ¿verdad?", preguntó una de las amigas de Mónica.

"No puedo imaginar que él haga eso. Es demasiado pronto en nuestra relación", dijo Mónica. Sin embargo, si él hiciera la pregunta, Mónica estaba pensando en lo que realmente diría. Mientras repasaba los escenarios en su cabeza sobre lo que podría ser, decidió que, si él se lo pedía, ella diría que sí.

"¿Qué podría ser, entonces?", preguntó su amiga. Mónica se encogió de hombros. Estaba emocionada por saber qué sería, fuera lo que fuera.

Esa noche en el restaurante, Saúl apareció en una limusina. Se bajó y se dirigió al frente de la multitud. "¿Dónde está mi chica? Mónica, ven aquí".

Mónica se sonrojó, pero se dirigió al frente. Saúl agradeció a todos por venir. "Entonces, supongo que todos quieren saber cuál es la gran noticia, ¿no?". Todos vitorearon. "Me voy a Los Ángeles la semana que viene. Tengo un papel en una película".

Todos volvieron a vitorear. Mónica pudo sentir cómo se le fruncía el ceño. ¿Por qué no se lo había dicho antes? ¿Por qué tenía que darle tanta importancia? Apartó sus pensamientos, sabiendo que él estaba emocionado por ir a Hollywood. Estaba segura de que, si había conseguido un papel para una película, ella también le daría mucha importancia.

Todos se acercaron a felicitarle. Ella le dio un beso en la mejilla y se acercó a sus amigos. Algunos de ellos le sacudían la cabeza.

"Entonces, no hay anillo", dijo una de sus amigas. Su decepción era evidente.

"No hay anillo", confirmó Mónica. "Pero tampoco esperaba uno".

Realmente no estaba preparada para sentar la cabeza todavía. Tal vez más adelante, pero definitivamente no ahora. No estaba completamente convencida de que Saúl fuera de los que se casan, pero tenían mucho tiempo para averiguar esas cosas.

Más tarde esa noche, Mónica estaba en casa de Saúl. "No puedo creer que te vayas a Los Ángeles la próxima semana".

"Lo sé, es una locura, ¿verdad?". Saúl continuó explicando que alguien había compartido algunas de las fotos de la sesión de fotos con un director de casting que conocían y, como se dice, el resto fue historia.

. . .

"¿Significa esto que no vamos a vernos mucho por un tiempo?" preguntó Mónica.

No quería perder a su hombre, especialmente ahora que iba a empezar a hacerse famoso.

"Estaré allí unos tres meses. Me están preparando una caravana en el plató. Una vez que me instale, te llevaré en avión por una semana. ¿Qué te parece?"

"Eso sería increíble", sonrió Mónica. Estaba encantada de que un novio estuviera dispuesto a gastar esa cantidad de dinero. Todos sus anteriores novios estaban en el instituto y apenas tenían dinero para pagar una película. Que la llevaran en avión a Los Ángeles, y nada menos que a un plató de cine, era increíble.

"Entonces está listo. Al fin y al cabo, necesito tener a mi mayor fan en el plató conmigo", se rió. "Tal vez puedas crear una página de fans para mí". Ella se rió. Sin embargo, él hablaba más en serio de lo que ella pensaba en ese momento.

. . .

Mónica no podía creer que Saúl tuviera tanta suerte con su carrera.

Ella se graduó al mismo tiempo que él, pero no tuvo tanto éxito.

Estaba disfrutando del verano y pronto empezaría unas prácticas en un bufete de abogados. Saúl aún no le había preguntado nada de eso, así que ella estaba ansiosa por compartir sus planes. Al fin y al cabo, iba a empezar en el bufete en menos de seis semanas.

El tiempo parecía pasar volando y, antes de darse cuenta, estaba cogiendo un avión hacia Los Ángeles. Para evitar un problema como la última vez que voló para encontrarse con Saúl, decidió coger un taxi. Él se ofreció a pagarlo, pero ella no quería que él pensara que estaba demasiado necesitada. Al fin y al cabo, buscaba una pareja igualitaria y no quería ser un peso muerto.

Su nombre estaba en la lista de seguridad. El taxi la dejó en la puerta y fue conducida al plató en un carrito de golf por un hombre de seguridad cuya etiqueta decía "Andy".

. . .

Andy le contaba todo sobre la película y lo emocionante que era. Era una película de disparos con muchos explosivos y efectos especiales.

No era realmente su tipo de película, pero se esforzó por fingir entusiasmo. Se acercó a la parte trasera del plató.

"Aquí tienes, cariño".

"Gracias, Andy". Así, Mónica se quedó sola para tratar de encontrar a Saúl.

Un asistente de producción se acercó a ella para preguntarle quién era y por qué estaba allí. "Estoy aquí para ver a Saúl Narsee".

"Es un buen actor. Un poco presumido, pero le va bien por aquí.

Sígueme".

Mónica se preguntó a qué se referían con eso de ser presumida, pero decidió ignorarlo. Estaba en Hollywood y todo lo que la rodeaba era muy emocionante.

. . .

En cuanto oyó el "Ya está", empezó a buscar a Saúl. Varias personas salieron del plató y su corazón dio un vuelco al ver a algunas celebridades de alto nivel.

"¡Mónica, mi niña!", gritó, haciendo que la mitad del estudio se volviera para mirarla. Ella saludó torpemente y se acercó a él.

"¿Cómo estás?"

Antes de que Mónica pudiera responder, él tenía su mano en la suya y prácticamente la arrastraba por todo el plató, explicándole lo que hacían las diferentes cosas y quiénes eran las diferentes personas.

"¿Puedes dejar de presentarme como tu mayor fan? Es vergonzoso", dijo Mónica después de que la presentaran así por quinta vez consecutiva.

"Sólo te estoy tomando el pelo. Relájate. Además, todos saben que eres mi novia. Estás tan buena como yo y las buenas personas están destinadas a estar juntas", se rió.

. . .

Mónica sonrió, feliz de que él se diera cuenta de que era atractiva.

"Entonces, ¿cuál es el plan de esta noche?" Preguntó Mónica, buscando aligerar el ambiente.

"Necesito que me ayudes a poner líneas en mi remolque. Luego hay un nuevo club que se abre y para el que nos he puesto en la lista. Mi agente dijo que debería estar allí para ayudar a mi imagen.

Además, eres un buen caramelo para el brazo. Sólo tenemos que hacer algo con ropa más sexy para ti", explicó Saúl.

Mónica se miró a sí misma. "¿Qué pasa con mi ropa?"

"Simplemente no son de Hollywood. No te preocupes. Estamos de descanso por el resto del día, así que podemos ir de compras.

Hay un estilista en una tienda cercana que te atenderá.

Mi agente me envió allí el primer día que llegué. Y ahora mírame", dijo Saúl.

. . .

Mónica asintió. "Bien, supongo que podría ser divertido.

Aparentemente tengo que lucir bien para ser la novia de una estrella de cine". Ella estaba alimentando su ego, lo que sabía que le gustaba.

"Eso es. Estás saliendo con una estrella de cine. Espera a que podamos caminar juntos por la alfombra roja", dijo Saúl.

La alfombra roja no era algo en lo que Mónica había pensado hasta que Saúl lo dijo. No sabía de qué tamaño era su papel, pero si se trataba de una superproducción de Hollywood, probablemente habría un paseo por la alfombra roja. Era emocionante.

Pasó un asistente de producción y Saúl chasqueó los dedos. El asistente se detuvo y le miró. "¿Cómo se llama esa tienda a la que Carlos envía a todo el mundo?"

El asistente dijo el nombre y siguió caminando. Saúl puso los ojos en blanco. "Ese tipo es siempre tan grosero".

. . .

Mónica señaló que Saúl era el que le había gritado. "Está acostumbrado a eso. Sólo es un asistente de producción". Mónica negó con la cabeza y caminó con Saúl hacia la parte delantera de los estudios para esperar un taxi.

Después de una tarde de compras y de hacer colas, Mónica y Saúl fueron a la gran inauguración de un nuevo club. El vestido de Mónica era demasiado corto y sus tacones demasiado altos, pero Saúl pensó que se veía "sexy de Los Ángeles", como si eso hiciera que todo estuviera bien.

Saúl identificó su nombre y fue introducido en el club. El guardia de seguridad extendió la mano para detener a Mónica. "Lo siento, no hay más uno".

"¿Qué?" Preguntó Saúl. "Me dijeron que habría un plus. Esto es inaceptable". El guardia de seguridad se encogió de hombros.

No sabía quién era Saúl, lo que sólo hizo que Saúl se molestara más por la situación.

Mónica se tambaleaba sobre sus talones, incómoda por estar fuera del club. No quería estar allí, pero estaba feliz de hacerlo por Saúl.

· · ·

Además, tenía muchas ganas de conocer el club y presumir ante sus amigos de haber podido ir.

"Bien, necesito que esperes aquí. Llamaré a mi gerente para que lo aclare, pero tengo que entrar. Me están esperando", dijo Saúl.

Antes de que Mónica pudiera discutir, estaba en el club. Mónica sonrió al guardia de seguridad que la miró, puso los ojos en blanco y negó con la cabeza. Mónica se hizo a un lado con el ceño fruncido mientras él empezaba a marcar a otras personas de la lista y a dejarlas entrar en el club.

Tras una hora de espera fuera, Mónica envió un mensaje de texto.

"Sólo unos minutos más", fue la única respuesta que obtuvo de Saúl.

Una hora más y Mónica estaba enfadada. Estaba cansada y frustrada porque los guardias de seguridad la miraban mal. Ni siquiera tenía una habitación de hotel porque se estaba quedando en la caravana de Saúl. Llamó a un Uber y se dirigió a un restaurante para comer algo. Luego envió un mensaje de texto a Saúl para decirle dónde estaba.

· · ·

Pasó otra hora completa antes de que ella tuviera noticias de él.

Primero fue un mensaje de texto para decirle que se quedara donde estaba. Luego se presentó en el restaurante. "¿Cómo pudiste irte?"

Entró en el restaurante, gritando desde la puerta principal. El restaurante no estaba tan ocupado, pero las cabezas estaban definitivamente girando.

"Fue más de una hora", dijo Mónica en su defensa. Lo dijo en voz baja, mirando alrededor del restaurante.

No quería convertir esto en un problema más grande de lo necesario.

"Tengo una reputación que proteger. ¿Cómo se ve para mí que mi cita simplemente se vaya? Tengo que dejar esta gran oportunidad para ir a perseguirte para no quedar como un novio de mierda. ¿Sabes la oportunidad social que me acabas de costar? Eres tan insensible a veces".

Mónica estaba sentada en la cabina del restaurante con la boca abierta. ¿Cómo pudo decirle eso? Debió ver su cara y la escena que estaba causando. Hizo un gesto a un par de personas como para espantarlas. Se sentó junto a ella, la abrazó y le susurró al oído.

"Volvamos a mi remolque. Creo que estamos abrumados por lo que está pasando".

Mónica asintió y pagó la cuenta. Saúl se alegró de salir del restaurante para evitar cualquier tipo de escena.

Todavía no era conocido en Hollywood, pero sabía que era cuestión de tiempo que los paparazzi aparecieran. Escenas como la de esta noche no podían volver a ocurrir, y él se encargaría de que no lo hicieran.

"¿Crees que podemos probar otro club mañana?" Preguntó Saúl, una vez que volvieron a la caravana.

Mónica dejó escapar un suspiro. "¿Estaré en la lista esta vez?" Estaba dolida y molesta porque él no se había molestado en comprobarlo la última vez. Si él iba a insistir en que estuviera a su lado, ella no quería volver a arreglarse para nada. Sobre todo porque tenía que llevar "ropa de Los Ángeles", quería que fuera por algo.

. . .

"Lo prometo", dijo Saúl. "Necesito un acompañante y mi representante lo sabe. Ahora mismo, eres buena para mi imagen".

Sonrió y la rodeó con su brazo como si no hubiera dicho nada malo.

"¿Ahora mismo?" preguntó Mónica, esperando que no la dejara cuando se hiciera famoso.

"No me refería a eso. Ya sabes a lo que me refiero", dijo Saúl, desentendiéndose. Sabía que era guapa e inteligente. También sabía que necesitaba tener una novia a su lado durante un tiempo porque eso es lo que le dijo su representante.

Fiel a su palabra, Saúl se aseguró de que Mónica estuviera en la lista la noche siguiente en el club.

"Oh, ¿estás con alguien más esta noche?", le preguntó un periodista a Saúl mientras entraban en el club.

Saúl se quedó congelado un momento. Mónica le miró y volvió a mirar al periodista.

· · ·

El reportero vio lo que estaba pasando y siguió adelante. "Esta morena no fue tu cita ayer. Anoche estuviste bailando durante horas con una rubia pechugona".

"Sólo era una niña", dijo Saúl, tratando de desestimar el asunto.

"¿Y esta es tu novia?", preguntó el periodista.

Un amigo cercano", dijo Saúl y se abrió paso hacia el club.

"¿Estuviste bailando con otra chica anoche? ¿Por eso no viniste a buscarme?" Preguntó Mónica.

"Oh, para. Tengo que dar un espectáculo. Ahora soy una celebridad y tienes que respetar eso", dijo Saúl. No intentó explicar nada. Simplemente le dijo a Mónica cómo iba a ser a partir de entonces.

Mónica tenía que tomar una gran decisión, pero no quería hacerlo.

Estaba empezando a enamorarse de Saúl. Sin embargo, estar con otra chica en el club, mientras ella esperaba fuera, no estaba bien.

. . .

Saúl mencionó que quería volver a llevarla en avión hacia la primera semana de septiembre. Mónica le habló de las prácticas de Derecho que iba a empezar. Él frunció el ceño y dijo que no entendía cómo podía hacerle eso.

"¿De qué estás hablando? Yo también tengo una carrera", explicó ella. Saúl no parecía querer oír hablar de ello. Se sintió mal por haberle defraudado. Dijo que vería lo que podía hacer. Así lo dejaron cuando ella se marchó para volar de vuelta a casa.

Cuando hablaba con sus amigos sobre Los Ángeles, parecían estar locos. "No puedes dejar tus sueños de ser abogada".

"Bueno, Saúl me necesita ahora mismo", les explicó Mónica.

Comprendía que Saúl estaba solo en una ciudad nueva y que tener a alguien a su lado le ayudaba a superar todo.

"Te está utilizando. Todo lo que eres es un caramelo para él", explicó una de sus amigas. Algunas de sus otras amigas compartieron pensamientos similares sobre la relación.

. . .

Mónica negó con la cabeza. "Te equivocas. Siempre ha sido extremadamente generoso conmigo".

Fue entonces cuando Mónica se dio cuenta de que podría no tener todo lo que quería. Tenía que decidir si iba a sacrificar su carrera para estar con Saúl. Eso es lo que se necesitaría para estar con él.

Él la necesitaba allí en Los Ángeles. Su carrera necesitaba que aceptara las prácticas que su hermandad le había ayudado a conseguir. Estaba en una posición incómoda.

Mónica había llegado a una encrucijada en su relación.

Ya sabía que él no era el adecuado para ella. Ella nunca fue lo primero. La única razón por la que él parecía querer salir con ella era que era un buen caramelo para el brazo. Él no se tomó el tiempo de conocer quién era ella o lo que quería en el mundo. Por eso le sorprendió tanto que ella no pudiera volar a Los Ángeles en septiembre. Había asumido que ella estaría allí a su disposición en lugar de preguntarle por su vida. Si se hubiera tomado el tiempo de conocerla, habría sabido lo de las prácticas y lo importante que era para ella.

. . .

Por desgracia, la decisión de romper con él fue más difícil para Mónica que para Saúl. Ella tenía miedo de renunciar a una relación que podría ser realmente algo.

Le gustaba la fantasía que él le pintaba, sobre todo con su participación en una película.

Al final, Mónica escuchó a sus amigos. Escuchó a su corazón. Llamó a Saúl y rompió con él por teléfono, ya que él seguía en Los Ángeles y ella había vuelto a casa.

"Tenemos que hablar", explicó Mónica cuando cogió el teléfono.

"Claro, ¿sobre qué?", preguntó.

Mónica sabía que no había una manera fácil de hacerlo. "Creo que no deberíamos vernos más". Antes de que ella tuviera la oportunidad de entrar en detalles, él la interrumpió.

"¿Estás rompiendo conmigo?" preguntó Saúl, sonando sorprendido. Estaba claro que nunca había sido él quien había roto.

. . .

Sin embargo, no era sorprendente. Probablemente fue un rompecorazones durante toda la universidad.

"Creo que es lo mejor para los dos", intentó explicar Mónica.

"Estás en la otra costa".

"No sabes a lo que estás renunciando", dijo Saúl y le colgó el teléfono. No intentó luchar por ella ni convencerla de que se quedara. En lugar de eso, pensó que, como era una estrella de cine prometedora, podría encontrar a otra persona en poco tiempo.

Mónica se quedó con la boca abierta. Quería un poco más de cierre que lo que Saúl le había dado. Por desgracia, eso no iba a suceder.

Se sorprendió de que Saúl fuera tan infantil y le colgara el teléfono.

Tras unos meses sin hablar con Saúl ni saber nada de él, se enteró de que se había estrenado su película. Desgraciadamente, el director lo había eliminado de las escenas en las que aparecía, así que nunca tuvo su momento en la gran pantalla. De alguna manera, esto hizo que Mónica se emocionara más de lo que podía admitir.

COMENTARIO SOBRE LAS RELACIONES

Saúl era un narcisista. A menudo, a Mónica le resultaba difícil ver lo que realmente era porque era un buen tipo "la mayor parte del tiempo". Este suele ser el problema de las personalidades narcisistas. Son egocéntricos y necesitan que todo el mundo les dé prioridad; sin embargo, no son necesariamente imbéciles en el sentido corriente de la palabra. Saúl sí quería a Mónica a su manera, por eso la llevó en avión a Nueva York y a Los Ángeles.

Pagó por las cosas como un buen gesto a cambio de que ella estuviera a su disposición. Le hacía quedar bien, así que cubría los gastos.

El mayor problema de la relación era que el único al que Saúl iba a poner como número uno era él mismo. Mónica nunca iba a ser colocada en un pedestal porque no había espacio para ella al lado del ego de Saúl. Mónica habría tenido que perderse a sí misma para poder estar con Saúl.

Tenía una personalidad lo suficientemente fuerte como para darse cuenta de ello. No estaba dispuesta a sacrificar lo que era sólo para estar con él.

. . .

A lo largo de la historia, hay muchos escenarios en los que Saúl muestra su verdadera cara. El primer encuentro con Mónica en el restaurante giró exclusivamente en torno a él. Le habló de todo lo que estaba haciendo con su carrera de modelo. Aunque a Mónica le pareció interesante, no le preguntó en absoluto por ella ni por sus planes. En futuras relaciones, Mónica podría utilizar esto como una forma de detectar a un narcisista desde el principio.

Básicamente, si estás en una relación con alguien y nunca te pregunta por ti, por tu día o por tus sueños y esperanzas, no significa que no le importe. Sólo significa que no es algo en lo que piensan porque están muy centrados en sí mismos.

También hay otras situaciones en las que Saúl deja ver su verdadera cara:

• Presentando a Mónica a todo el mundo para que los focos se centraran en él.

• Haciendo un gran trato de su película delante de sus amigos y los de ella.

• Identificándola como su "mayor fan".

• Esperando que ella lo esperara mientras él entraba en el club.

• Dando celos a Mónica con la otra chica del club.

• Esperando que ella deje todo por su tiempo en Los Ángeles.

. . .

Cuando Mónica salió del club para ir al restaurante, Saúl tuvo que dejar de ser el centro de atención. Estaba atrapado entre hacer lo correcto y conseguir su momento de protagonismo. Si bien eligió hacer lo correcto al ir hacia ella, entró en una furia narcisista en el proceso. Entrar en un restaurante gritándole a ella no es un comportamiento normal. Ella se sintió avergonzada por ello y Saúl no se disculpó realmente por sus acciones.

Las relaciones normales se basan en el equilibrio. Habrá momentos en los que alguien de la relación tenga un buen día, ya sea un ascenso o cualquier otra cosa. Es responsabilidad de la otra persona demostrar que le importa. Sin embargo, esto va en ambos sentidos.

La persona que está arriba en el mundo hoy tiene que estar preparada para apoyar a su pareja cuando los papeles se inviertan.

Mónica nunca sería prioritaria. No estaba en una relación con alguien que estuviera dispuesto a apoyarla en los altibajos.

Si Mónica hubiera continuado la relación con Saúl, habría tenido que hacerse algunas preguntas serias antes de casarse con él. Imagina cómo sería la boda. Probablemente, Saúl sería el protagonista y decidiría quiénes asistirían y qué ropa se pondría ella. No es que Saúl no quisiera que Mónica tuviera una boda perfecta, sino que tendría que controlar cómo sería para él. Tendría que asegurarse de que la boda fuera adecuada para él y para su imagen, que estaba tan desesperada por proteger.

Los niños también serían probablemente difíciles con un narcisista como Saúl. Tendrían que aprender a desempeñar sus "papeles" como niños perfectos. Se les celebraría cuando actuaran como es necesario y no por sus propias victorias. Esto dificulta que los hijos de narcisistas crezcan con una visión equilibrada de la vida porque no saben hacer cosas que les hagan felices.

Ahora que Mónica ha salido con un narcisista, sabrá cómo identificar uno en el futuro. Se fijará en indicios tales como si preguntan por ella, cómo la presentan a sus amigos y cómo responden a las cosas que suceden en su vida.

A menos que un narcisista reciba la terapia profesional que necesita, es difícil que esté en una relación porque no hay un equilibrio saludable.

Cuando estás saliendo con un narcisista, tienes que buscar con atención las señales. A veces no son tan obvias como crees que deberían ser. Por eso es tan difícil salir de una mala relación.

· · ·

Asumes que estás en una relación con un buen tipo. Te vuelves ciega a los problemas porque te gusta y no quieres alejarte del statu quo. Sin embargo, los narcisistas nunca van a ponerte en primer lugar. Puedes acabar perdiéndote a ti misma para hacerle feliz.

CLAVES PARA IDENTIFICAR A UN NARCISISTA EN LA RELACIÓN

¿Qué es ser narcisista? ¿Cómo se comportan las personas narcisistas con su pareja? Las personas narcisistas en el amor no toleran la frustración, es decir, no serán capaces de aceptar las ausencias del objeto amado. Por ejemplo, no va a tolerar cuando no le contesta el teléfono, cuando no está disponible a la hora que quiere y en el momento que quiere, no será capaz de soportar la frustración de que su pareja haga cosas sin él o ella.

Por todo ello, puede ser complicado mantener una relación sana y feliz con una persona con estos rasgos.

Quiere que seas como él o ella quiere

Una persona con personalidad narcisista quiere que su pareja sea exactamente como él o ella quiere. Una persona con narcisismo, por ejemplo, **no tolerará que su pareja**

tenga gustos diferentes a los suyos, creencias u opiniones muy diferentes.

Quiere tu atención siempre

Uno de los rasgos principales de una pareja narcisista es que **no soporta la ausencia** del objeto amado (que deje en visto sus mensajes o que no le conteste el teléfono cuando le llama).

En este artículo hablamos sobre cómo actúa un narcisista enamorado.

Tiene celos por todo

Una persona narcisista no soportará que la atención del objeto amado se concentre en otra persona (en los hermanitos pequeños sucede que no les gusta compartir las atenciones de mamá, en las parejas sexuales no soportan que convivan con amigos).

Generalmente estas personas comienzan a crear conflictos (muchas veces inventados, por ejemplo: yo creo que no le agrado a esa amiga tuya, yo creo que no le agrado a tu familia) con las personas que pueden ser una amenaza y estén haciendo consciente a la pareja de lo patológica que es la relación. Solicitan que elija entre la pareja y los amigos.

En este artículo explicamos qué son los celos en psicología.

· · ·

Quiere controlarlo todo

Intentará tener el control de cada situación y aspecto de las relaciones (horarios, amistades, gustos, ideales).

Una pareja narcisista presenta actitudes de celos y control constante como **revisar las redes sociales y el teléfono**, pedir o robar contraseñas de las redes sociales y teléfono, seguir a escondidas a la pareja para saber a dónde va, pedir a terceros que lo mantengan informado sobre lo que hace el otro cuando él no está presente, **prohibir** amistades...

Por ejemplo, al menor disgusto y aunque parezca irrelevante a la pareja, el narcisista propondrá que hablen porque tienen muchas cosas por resolver, incluso, puede llegar a escribir notas sobre lo que le reclamará en la próxima conversación -lo que le hace sentir que tiene el control-.

No tolera el rechazo

El sujeto narcisista no tolera la discontinuidad, el "no", no tolera que algo que él quiere se le sea negado. Alguien con una personalidad narcisista no tolerará las negativas, como que no les acepte una cita, por ejemplo.

. . .

¿Por qué el narcisista no tolera el rechazo? Biológicamente es imposible que no haya discontinuidad.

No se pueden satisfacer todas las demandas del hijo, sin embargo, hay padres que gratifican anticipatoriamente o ante el menor reclamo **le cumplen el deseo al hijo**.

¿Cómo reacciona un narcisista al rechazo? La reacción de un rechazo por un narcisista generalmente es vivida con mucha angustia.

Al generarse una gran frustración e incomodidad, buscan cualquier vía para aliviar las sensaciones. Algunas de las formas más frecuentes de reaccionar de un narcisista ante el rechazo podrían ser las siguientes

- Manifiesta síntomas de **angustia**: irritabilidad, sentimientos de culpa, pensamientos catastróficos, falta de esperanza, vacío en el pecho, dificultad para respirar, aumento de la frecuencia respiratoria, inquietud motora, dificultad para concentrarse.
- Anhedonia.
- Cambios en la **conducta alimentaria**.
- Alteración del ciclo de **sueño-vigilia**.
- En ocasiones reaccionan con mucha **ira y agresividad** de forma inmediata al presentarse

el rechazo. En este artículo hablamos sobre
los ataques de ira.

- Frecuentemente existe una **adicción** que
  contribuye al alivio de sus síntomas de angustia
  (cuando se siente frustrado busca aliviar su
  malestar con alcohol, sustancias recreativas,
  opiáceos, sexo, juego...).
- Algunos pueden manifestar síntomas similares al
  de un **ataque de pánico**: palpitaciones,
  golpeteo del corazón o aumento de la frecuencia
  cardiaca, sudoración, sensación de ahogo y
  mareo, náuseas o malestar abdominal, dolor en
  el tórax, sensación de calor, parestesias (sensación
  de hormigueo), desrealización (sensación de
  irrealidad o estar viviendo un sueño),
  despersonalización, miedo a perder el control...
- **Llanto fácil**, incluso puede llegar a ser un llanto
  fuerte y desesperado.
- Insisten en que se les complazca con lo deseado,
  sino lo logran por exigencia lo intentan por vía
  de **abnegación** (victimización).

Quiere saberlo todo de ti

No soportará que la pareja tenga una vida privada y/o
personal, proponiendo la mayor parte del tiempo que le
cuente todo lo que hace y que no le guarde secretos (roman-
tizando incluso la situación, diciendo que el amor se trata de
compartir todo lo que se hace).

· · ·

Manipula para conseguir lo que quiere

En una pareja narcisista se observa manipulación constante. Generalmente, las personas narcisistas se presentan como víctimas, desde decir que se siente muy triste cuando no está con él hasta decir que cometerá suicidio si lo dejan. En este artículo hablamos sobre el chantaje emocional en la pareja.

Tiene alguna adicción

Frecuentemente estas personas tienen algún tipo de adicción que niegan rotundamente o que ocultan con mucho cuidado (alcohol, sexo, pornografía, juegos).

Tienen pensamientos irreales sobre él o ella

Las personas narcisistas tienden a tener pensamientos de omnipotencia, mágicos, supersticiosos, laxos y disgregados. Esto frecuentemente hace presentarlos como personas paranoicas al referir que los demás están conspirando en contra de él (por ejemplo, dicen "siento que si el cielo está gris es señal de que tú y yo estamos mal", "si soñé que tú me eras infiel seguramente estás haciéndolo en realidad", "la otra vez los vi hablando muy bajo en la sala y estoy seguro que hablaban mal de mí"...).

Una prueba que Freud utiliza para comprobar el narcisismo primario son las actitudes de los niños y de los pueblos primitivos. Freud se dio cuenta que tanto los niños como los pueblos primitivos tienen actitudes que él clasifica de narcisistas: tienden a creer en la magia o en la omnipotencia de sus pensamientos, es decir, si piensan demasiado algo, esto se va a manifestar en la realidad.

Esto es una prueba clara de una actitud narcisista y por lo tanto es así como un narcisista se irá desarrollando en sus relaciones.

Reprime y actúa en contra de lo que siente

La persona con personalidad narcisista presenta formación reactiva, que consiste en exagerar un sentimiento contrario al sentido (muchas veces de ira o agresión). Reprime el impulso agresivo y lo manifiesta como todo lo contrario de una forma exagerada (de ternura y cuidado).

Busca constantemente la gratificación

"Si mi pareja no me responde yo buscaré la forma en la que las cosas sean como yo quiero, si me deja, haré de todo para tener placer." Si una persona está acostumbrada a un placer constante, el capricho y la pretensión están sosteniendo una relación donde el placer sea constante. Esto se llama narcisismo.

Una de las primeras frustraciones a las que el ser humano se enfrenta es la discontinuidad del placer: mamá no estaba enteramente a mi disposición, ella también satisfacía sus deseos. El único deseo de mi mamá no era yo. Es la madre quien enseña a tolerar la frustración: si a la menor sensación de frustración y aumento de energía se nos da placer para que no lloremos se nos enseña a buscar de manera inmediata el placer.

Busca a personas inseguras

Las parejas ideales de un narcisista muchas veces son personas que en su infancia han sido traumatizadas o sufrieron la separación de sus padres. Pero claro, no es un perfil comprobado, sino que, la mayoría de ellos determinan mucho más fácil relacionarse con personas que buscan llenar vacíos y sanar dolores del pasado ya que ellos requieren de la inseguridad del otro para establecerse en una relación.

Encuentra parejas que tienen la necesidad de ayudar

Un narcisista cumple con lo que Freud determinaba sobre la neurosis, en donde se repite todo lo que se odia del modelo. Ellos también buscan llenar vacíos y sentirse seguros. Un gran número de estas relaciones en donde uno de ellos tiene un alto nivel de narcisismo se encuentra complementada por otra persona que presente necesidades neuróticas, quizá obsesivas, quizá hipocondríacas o fóbicas que lo encaminen a buscar a alguien a quien sanar, cuidar, tolerar para sentirse plenos.

Tiene relaciones con muchos conflictos

¿Un narcisista puede amar? Las relaciones narcisistas están llenas de mucha ambivalencia, es decir, que a la vez que se manifiesta tanto amor (casi en un sentido del enamoramiento), existe mucho odio hacia el mismo objeto amado.

Esta es una de las razones por las que se producen tantos conflictos en este tipo de relaciones y de las cuales se manifiesta un motivo de consulta en el consultorio.

Un narcisista puede llegar a expresar que ama tanto a alguien, pero siempre subyugado por un variado repertorio de patologías implicadas a su condición narcisista.

No reconoce su narcisismo

En la personalidad narcisista observamos negación constante del problema narcisista, nula capacidad de introspección o introspección alterada. Este tipo de patologías puede llegar a ser intervenida por un proceso de psicoterapia, pero que muchas veces la persona no aceptará a recibir por su misma condición. Un narcisista puede llegar a cambiar, como en la mayoría de las patologías, aceptando que hay un problema en sí mismo que provoca muchas limitantes. ¿Un narcisista puede cambiar? Solo aceptando las faltas se puede estructurar una relación con menos ambigüedad y más amor.

No suele dejar a sus parejas

¿Un narcisista abandona a sus parejas?

Generalmente, los narcisistas no abandonan de manera fácil a sus parejas a pesar de haber sido lastimados, humillados o engañados por estas, incluso aunque la pareja sea quien haya terminado la relación el narcisista se mantendrá insistiendo por mucho tiempo.

Pueden llegar a abandonar a sus parejas, pero aun habiendo terminado la relación, persiste en mantener un vínculo ambiguo con ellas (les sigue escribiendo, buscando, llamando).

Los narcisistas, y muchas veces los que son neuróticos obsesivos, no quieren sentirse culpables o arrepentirse por dejar a alguien, y tienen un código moral muy rígido que les hace creer que es mejor que los dejen a ellos y que los lastimen para así poder sentirse personas capaces de amar y perdonar.

No sientas culpa de terminar una relación con una persona narcisista. Ganarás mucho más de lo que pierdes.

4

El gorrón

MÓNICA ESTÁ AHORA en una nueva relación. Descubre cómo se conocen Mónica y Bruno y cómo funciona su relación para identificar los distintos defectos. Es posible que notes que hay problemas similares en tu relación actual. Después de la historia, repasaremos la relación para proporcionar un poco más de conocimiento que puede ser beneficioso.

PERFIL: BRUNO Y MÓNICA

Mónica y algunos de sus amigos del bufete de abogados en el que hacía prácticas iban a un bar local casi todos los viernes por la noche. Era su forma de desahogarse mientras se divertían. Mónica no pudo evitar fijarse en un hombre alto y rubio que era camarero.

Él coqueteaba un poco con ella cuando le dejaba las

bebidas. Se presentó como Bruno. Cada vez que ella entraba, él se empeñaba en estar en su sección.

Cada semana, esto continuaría. La sonrisa de Bruno la mareaba.

Finalmente se armó de valor y le pidió su número de teléfono. Sus amigos la instaron a perseguir al camarero para saber cómo era. No era un narcisista. Eso ya lo veía ella. Un viernes por la noche, decidió tirar la toalla y tecleó su nombre y su número en el teléfono de él.

Fiel a su palabra, envió un mensaje de texto al día siguiente. "¿Estás libre para cenar esta noche?"

Mónica no pudo evitar sonreír ante la idea de salir con el apuesto camarero. "De acuerdo".

Él no tenía coche, así que le preguntó si podían quedar en un restaurante local. Ella aceptó y él le envió un mensaje con la dirección del lugar por si acaso.

Cuando llegó en Uber, Bruno ya estaba de pie fuera del restaurante.

· · ·

"Hola", le sonrió.

Él le devolvió la sonrisa. "Te ves muy bien".

"Gracias", dijo ella y siguió a través de la puerta que él le mantenía abierta. El restaurante no era nada especial, pero estaba lleno.

"Tenemos reservas", dijo Bruno, acercándose al puesto de los anfitriones. Sólo pasaron unos minutos antes de que siguieran al camarero hasta una mesa.

"¿Has estado aquí antes?" Preguntó Bruno, después de que el camarero se detuviera para pedir las bebidas.

Mónica negó con la cabeza. "Todavía no. Está en mi lista.

¿Qué hay de bueno aquí?"

Bruno recomendó las hamburguesas. Una vez que el camarero regresó, eso fue lo que ambos pidieron. Luego se pusieron a hablar de todas las razones por las que amaban la ciudad. Les gustaban los inviernos fríos y poder ir a cualquier sitio para observar a la gente. Mónica se sorprendió al saber que tenían tanto en común.

"¿Cuánto tiempo llevas trabajando en el bar?" Preguntó Mónica.

Bruno dio un mordisco a su hamburguesa al mismo tiempo que ella preguntaba y ambos se rieron. Él levantó un dedo para indicarle que esperara un minuto. "Unos tres meses. Me gusta allí, pero lo que realmente quiero es dedicarme al arte".

"¿Eres un artista?" preguntó Mónica.

Bruno asintió. "Trabajo con óleos sobre lienzo. Un amigo mío tiene una galería a unas manzanas de aquí y me ha dicho que cuando consiga suficientes piezas me dejará exponer allí."

"Es increíble", dijo Mónica.

"¿Y tú? Veo que todas las semanas vienes con tus amigos bien vestidos", comentó Bruno.

. . .

Mónica se rió. "Sí, es un montón de trabajo. Estoy de prácticas en un despacho de abogados. Hace un año me gradué con mi título.

Ahora tengo que hacer las prácticas como forma de demostrar que sé de lo que hablo mientras trabajo para hacer el examen de abogacía".

"Vaya, así que eres muy inteligente", sonrió Bruno.

La conversación fue fácil entre ellos durante toda la cena. El camarero dejó la cuenta y Bruno la cogió inmediatamente. Buscó en su bolsillo trasero y luego miró a Mónica.

"Esto es realmente embarazoso, pero olvidé mi cartera", dijo Bruno.

Mónica le dijo que no había problema y cubrió la cuenta por los dos. Bruno prometió devolvérsela.

Para Mónica, no era un gran problema. Ella quería una relación pareja. No esperaba que todos los hombres pagaran todas las comidas. Ella estaba feliz de hacerlo y le dijo que la próxima cena correría por su cuenta.

. . .

Pero no fue así. Los dos estaban ansiosos por salir en otra cita e hicieron planes para la semana siguiente. Mónica debería haber sabido que algo pasaba cuando él no estaba en el bar cuando ella entró con sus amigas. Pensó que le preguntaría el sábado, cuando tenían planes de ir a otro restaurante al otro lado de la ciudad.

"Me despidieron", explicó Bruno. Al parecer, había demasiados camareros en el bar y el lugar no estaba tan ocupado como antes.

Él fue uno de los últimos en ser contratados, así que sólo tenía sentido que fuera uno de los primeros en ser despedidos.

"¿Qué vas a hacer ahora?" preguntó Mónica.

Bruno no parecía tener una respuesta. Dijo que encontraría otro restaurante para ser camarero.

Se estaba quedando en casa de un amigo, así que mientras tuviera el alquiler a final de mes, no estaba demasiado preocupado. Sin embargo, también significaba que no tenía suficiente dinero para cubrir la cena.

Mónica estaba un poco disgustada por no haber sabido esto antes de la cita. Aunque tenía el dinero para pagar la cita, no quería ser la que pagara todo el tiempo. Le habría sugerido que hicieran otra cosa, como ir a su apartamento donde podría haber cocinado. Sin embargo, le dijo que no le importaba y él se lo agradeció con esa sonrisa que le derretía el corazón.

Después de la cena, los dos dieron un paseo por la ciudad. Había luna llena y comentaron lo hermosa que era. Entonces Bruno le dijo a Mónica lo hermosa que era.

Aprovechó la ocasión para besarla por primera vez. Al día siguiente, ella admitió a sus amigos que el beso la hizo desfallecer.

"Es muy guapo", comentó una amiga. Sus otras amigas coincidieron con ella.

Mónica sonrió, sabiendo que tenía un chico que era amable, que se preocupaba por sus pensamientos y opiniones, y que ponía a sus amigas un poco celosas porque era muy guapo.

Muy pronto, Bruno y Mónica llevaban saliendo casi tres meses. Bruno, fiel a su palabra, encontró otro restaurante para ser camarero.

. . .

Había comprado algunas cenas para Mónica, para devolver todas las que ella había comprado. Esto ayudó a equilibrar las cosas para Mónica.

Ella también vio su arte. Se empeñó en llevarla a la casa de su amigo, donde todavía se alojaba. El arte era creativo, pero no era algo que Mónica entendiera realmente. Para ella, parecía un montón de pintura salpicada en el lienzo. Sin embargo, sonrió y lo apoyó.

No era crítica de arte, así que no tenía ni idea de si era bueno o no.

Mónica le preguntó a Bruno varias veces si tenía planes de conseguir un lugar propio.

"Sí, quiero decir, en algún momento. A mi amigo no le importa que me quede en su casa. Él recibe ayuda con el dinero del alquiler y yo tengo un lugar donde quedarme".

"¿No quieres más privacidad?", preguntó. Le encantaba tener su propio apartamento por la privacidad que ofrecía. No podía imaginar quedarse en el apartamento de alguien, aunque fuera un amigo. Pensó que duraría como mucho unos días, pero no semanas.

· · ·

Bruno se encogió de hombros. "Supongo que no es un gran problema. Además, cuando queremos intimidad, simplemente vamos a tu casa", sonrió.

Mónica suponía que eso era cierto. Comprendía que todo el mundo era diferente y eso era lo que hacía posible tener buenas relaciones.

La química entre ella y Bruno era innegable. Sus amigos lo comentaron en más de una ocasión. Bruno siempre le sonreía, incluso cuando creía que no la estaba mirando. Sus amigas decían que querían un chico que las mirara como él miraba a Mónica.

Un fin de semana, Mónica estaba emocionada por estar libre. Este parecía ser el fin de semana más largo de todos.

También estaba contenta de reunirse con Bruno. Él estaba en camino, y ella iba a cocinar para él por primera vez.

Cuando apareció, llevaba unas cuantas bolsas. Mónica arqueó las cejas al mirarlo. Bruno frunció el ceño.

"¿Qué está pasando?" Preguntó Mónica.

· · ·

"Mi amigo me echó porque no le pagué el alquiler completo que le debía. Y acabo de perder mi trabajo", explicó Bruno.

Fue el turno de Mónica de fruncir el ceño. "Bueno, pasa.

Entonces, ¿cómo perdiste tu trabajo esta vez?"

Bruno se encogió de hombros. "No lo sé. El gerente no dejaba de recortarme las horas.

Cuando le pregunté hoy, me despidió por completo". Llevó sus maletas al salón y miró a Mónica. "Esperaba poder quedarme aquí como una semana hasta que pueda recuperarme".

Mónica respiró profundamente. Sólo llevaban tres meses saliendo.

Irse a vivir juntos era un gran paso, pero tampoco quería dejarlo en la calle.

Bruno pudo percibir su vacilación. "Te prometo que será por una semana, dos semanas como máximo".

Mónica asintió. "Vale, dos semanas como máximo".

. . .

Luego murmuró algo sobre la esperanza de que sus padres no se enteraran de que estaba viviendo con un chico.

Los dos se lo pasaron bien durante el resto de la noche.

Ella hizo espaguetis y albóndigas y puso a Bruno a cargo de algunas cosas.

Él tuvo que abrir la botella de vino y poner la mesa. Ella se quedó en la cocina, removiendo la salsa marinara y escurriendo la pasta.

"Estas podrían ser las mejores albóndigas de la historia", comentó Bruno.

Mónica sonrió. "Los hice yo misma".

Bruno siguió felicitándola por su forma de cocinar.

Después de acurrucarse en el sofá para ver una película, llegó la hora de irse a la cama.

. . .

Fue entonces cuando Mónica se dio cuenta de que las cosas estaban a punto de ponerse incómodas. Normalmente ella le daría un beso de buenas noches y él se iría a casa. Sin embargo, esta era ahora su casa también. Al menos temporalmente, pensó.

Buscó en el cajón de los trastos de la cocina para sacar una llave de repuesto para él también.

Se prepararon para ir a la cama, se lavaron los dientes uno al lado del otro y se metieron en la cama. Bruno se dio la vuelta y le dio a Mónica un beso en la mejilla antes de rodar hacia su lado de la cama.

Mónica permaneció despierta durante unos minutos, deleitándose con la sensación. Le gustaba que alguien le diera un beso de buenas noches. Era un poco extraño y le costaría acostumbrarse, pero le gustaba que Bruno se quedara con ella.

A la mañana siguiente, contó a sus amigos del trabajo lo que había ocurrido.

"¿Dejaste que se mudara contigo?", preguntó un amigo.

. . .

"Temporalmente. No es gran cosa", explicó Mónica.

"Es un gran problema. Tienes que asegurarte de que no se aproveche de ti.

Tuve una prima que dejó que un chico se mudara por un tiempo y nunca se fue. Sólo ten cuidado", dijo su amiga.

Mónica estaba de acuerdo, pero no veía cuál era el problema.

Habían estado saliendo durante un tiempo y Bruno necesitaba un lugar donde quedarse durante una semana o así hasta que pudiera recuperarse.

Cuando llegó a casa, Bruno ya estaba allí. La saludó con un beso y le dijo que estaba trabajando en la cena.

"Huele delicioso. ¿Fuiste a comprar al supermercado?"

Preguntó Mónica.

"Sí", dijo Bruno. "Me di cuenta de que tenías una lista de la compra pegada a tu portátil. Hice el pedido usando esa aplicación de comestibles que tienes".

.   .   .

Mónica no estaba segura de lo que estaba diciendo exactamente.

"Entonces, ¿compraste los comestibles que estaban en mi lista con mi cuenta?" Eso significaba que ella había pagado los comestibles y todo había sido entregado directamente en su apartamento.

Aunque eso era algo que ella planeaba hacer de todos modos, no había esperado que Bruno se sirviera de su ordenador, o de su cuenta bancaria para el caso.

"Sí, estaba tratando de hacerte un favor. También añadí algunas cosas que necesitaba", dijo Bruno y sonrió. Antes de que Mónica pudiera discutir, volvió a la cocina para remover el puré de patatas.

Mónica entró tras él. "¿Qué vamos a tomar?"

"Hice pastel de carne y puré de patatas", dijo.

Mónica asintió. Unos minutos después, la cena estaba servida.

Tomaron asiento uno frente al otro en el comedor de ella. Ella dio unos cuantos bocados y le hizo saber que estaba bueno.

"¿Encontraste un trabajo hoy?"

Bruno negó con la cabeza. "Todavía no. Pero mi amigo me ha dicho que va a hacer una exposición de artistas mixtos el mes que viene y que podría poner algunas cosas.

Con suerte podré vender algunas piezas".

"Es una gran noticia", sonrió Mónica. No tenía ni idea de por cuánto se vendería ese arte, pero esperaba que fuera suficiente para que Bruno se recuperara. "Sin embargo, todavía estás buscando un trabajo, ¿verdad?"

"Sí, sí, por supuesto", dijo Bruno y le sonrió.

Después de la cena, ella le ayudó a limpiar todo. Luego los dos vieron la televisión y se fueron a la cama. Parecía ser la rutina en la que habían caído naturalmente. Mónica estaba emocionada por todo ello porque era nuevo. También sintió que estaba conociendo mucho mejor a Bruno. Bruno dijo que también le gustaba vivir con ella, aunque fuera temporalmente.

Pasó casi una semana cuando Bruno pasó por su oficina. La recepcionista entró en la sala donde Mónica estaba trabajando con algunos de los otros internos en un gran proyecto. "¿Mónica? Tu novio está aquí. Dice que necesita verte".

Mónica se excusó y se acercó a Bruno. "Hola, ¿qué pasa?", preguntó.

" Necesitaba que me prestaran veinte dólares. Tengo una entrevista en la otra punta de la ciudad y necesito dinero para un Uber", explicó.

"Oh, vale. Espera un momento". Mónica se acercó a su escritorio para coger un billete de veinte para llevárselo.

"Gracias", dijo él y la besó en la mejilla. Salió antes de que ella se diera cuenta.

Cuando volvió a entrar, una de sus amigas, una colega, le preguntó qué pasaba. Mónica le contó por qué se había pasado por allí.

. . .

"Dime que no le diste el dinero", dijo su amiga.

Mónica puso los ojos en blanco. "Por supuesto que se lo di".

"Chica, tienes que tener cuidado de que no esté jugando contigo", le aconsejó su amiga.

Mónica despidió a su amigo. Ella sabía que Bruno estaba luchando.

Estaba feliz de ayudarlo. Después de todo, era un buen tipo. Todo el mundo cae en tiempos difíciles periódicamente y si ella podía ayudar, lo haría.

Cuando Mónica llegó a casa, Bruno seguía fuera. "Tal vez eso signifique que está teniendo una buena entrevista de trabajo", pensó para sí misma. Entró para hacer la cama y ocuparse de algunas otras cosas.

Se dio cuenta de que tenía un par de zapatillas nuevas en su lado de la cama. Debían de estar en la maleta que había traído. No había tenido suficiente dinero para gastarlo en zapatos desde que se mudó.

. . .

Bruno entró corriendo por la puerta, casi provocando un ataque al corazón de Mónica. "Nunca vas a adivinar lo que pasó", dijo, haciéndola girar y besándola.

"¿Qué? ¿Qué?", preguntó emocionada.

"Tengo el trabajo. Es en un restaurante de primera categoría al otro lado de la ciudad. Las propinas deben ser matadoras", explicó.

"¡Es increíble!" Dijo Mónica.

"Deberíamos celebrar esta noche", anunció Bruno. "¿Qué te parece si vamos a ese restaurante al que fuimos por primera vez?"

Mónica asintió, aunque también se dio cuenta de que tendría que pagar ya que él no había empezado el trabajo todavía. Sabía que era sólo cuestión de días antes de que él pudiera empezar a pagar las cosas por su cuenta de nuevo. Además, no podía esperar a salir y divertirse con él. Aunque disfrutaba de la convivencia, no quería perderse las noches de cita.

Tres días más tarde, Bruno estaba listo para mudarse.

. . .

"He hablado con uno de mis amigos y me va a dejar quedarme allí. Sé que le prometí que me iría en dos semanas", dijo Bruno mientras cenaban.

Mónica no sabía cómo explicarle que quería que se quedara. Le gustaba la sociedad que habían creado.

Podía llegar a casa después del trabajo y encontrar la cena preparada. A veces incluso había hecho la colada.

Además, Bruno volvía a tener un trabajo normal y ganaba dinero. La otra noche incluso le pagó la cena, lo que fue un buen regalo.

"¿Qué pasa?" Preguntó Bruno.

"Supongo que no quiero que te muevas", dijo Mónica.

"¿Te gusta tenerme cerca?" Preguntó Bruno.

Mónica asintió. "De verdad que sí. Es decir, mis padres me matarían si se enteraran de que estoy viviendo con un chico antes de casarme, pero realmente he disfrutado estas últimas semanas."

. . .

"Yo también". Bruno sabía que probablemente podría seguir quedándose con Mónica, sobre todo si le decía que quería hacerlo.

Además, nunca le había pedido un centavo para el alquiler. El amigo con el que se estaba mudando pedía quinientos dólares al mes. Quedarse con Mónica sería mucho más barato. "Podría quedarme si realmente lo quisieras".

Mónica se animó ante esta idea. "Realmente lo haría. ¿Te gusta vivir conmigo? Quiero decir, ¿eres feliz aquí?"

"Por supuesto", dijo Bruno y le dio un beso al otro lado de la mesa. "Luego le diré a mi amigo que he decidido quedarme aquí".

"Bien", dijo Mónica.

El resto de la tarde se dedicó a desempaquetar la ropa de Bruno y a hacer sitio a algunas de sus cosas en el apartamento. Mónica quería asegurarse de que él tuviera suficiente espacio para llamarlo suyo.

. . .

Estaba emocionada por dar el siguiente paso "oficial" en su relación.

La exposición de arte de Bruno se celebraba el fin de semana siguiente. Mónica había invitado a todos los del bufete y había repartido folletos con Bruno por toda la ciudad. Aunque su arte no estaba solo en la exposición, sería una oportunidad para dar un paso hacia su sueño de ser un artista. Además, posiblemente podría vender unas cuantas piezas.

Por desgracia, la exposición de arte no salió como ninguno de los dos había planeado.

Aunque la exposición estaba llena de gente, nadie compró los cuadros de Bruno. Varios compañeros de trabajo de Mónica le comentaron que no entendían sus obras. Nadie podía entender la declaración que Bruno estaba haciendo con su arte, lo que sólo frustró a Bruno.

Prometió que la próxima obra sería diferente. Ya había montado un caballete frente a la ventana del salón de Mónica para trabajar en su próxima obra. La pintura estaba por todas partes y Mónica esperaba que fuera lo suficiente-mente fácil de limpiar para poder recuperar su depósito.

. . .

"Creo que voy a tener que buscar un segundo trabajo", dijo Mónica mientras tomaba unas copas con sus amigas el viernes siguiente.

"¿Qué? ¿Por qué?", preguntó un amigo.

Mónica se encogió de hombros. "El apartamento es caro.

La comida es cara. Y Bruno ha estado hablando de ir de vacaciones conmigo a final de mes". Habían hablado de ir a un crucero, que sonaba increíble.

"¿Está pagando algo ahora mismo?", preguntó su amiga.

Mónica negó con la cabeza. "Ahora mismo no, porque está intentando ponerlo todo en marcha. Acaba de empezar en su nuevo trabajo hace unas semanas. Su exposición de arte tampoco fue muy bien".

Todas sus amigas la miraron fijamente. "Estás poniendo excusas", dijo una.

"No lo hago. Le quiero de verdad. Además, ningún hombre es perfecto. ¿Y qué si tengo que apoyarlo un poco? Si las cosas fueran al revés, él haría lo mismo por mí", explicó Mónica.

· · ·

"¿Pero lo haría?", preguntó un amigo. "Quiero decir que sólo os conocéis desde hace unos meses. Ha estado gorroneando desde que os conocisteis. Literalmente, desde que os conocisteis, lo ha pagado casi todo".

Mónica se enfadó con sus amigas. La mayoría de ellas eran solteras, así que no lo entendían. A ella no le importaba comprar la cena y las cosas de vez en cuando.

Si necesitaba un poco de tiempo para ponerse en marcha, ella se lo daría. Pagó sus bebidas y se fue, sin querer hablar con nadie. Sólo quería ir a casa con Bruno. Se suponía que él iba a trabajar hasta tarde, así que pensó en ver una comedia romántica antes de que él llegara.

Cuando abrió la puerta de su apartamento, Bruno estaba en el sofá comiendo palomitas. "¡Hola, estás en casa!", la saludó.

"Oye, pensé que estabas en un turno de cierre esta noche".

Preguntó Mónica.

Bruno dejó las palomitas. "Sí, sobre eso. Lo dejé hoy temprano".

. . .

"¿Qué?" preguntó Mónica. Ya estaba preocupada por el dinero y el hecho de que él no trajera dinero de nuevo no iba a ayudar.

"Pensé que ahora necesitaba tiempo para trabajar en mi arte. Si alguna vez voy a vender algo, necesito diversidad en mi cartera", explicó. "Además, tú cubres el alquiler, así que no es que necesite los ingresos".

La forma en que lo dijo la hizo detenerse. Temía que sus amigos tuvieran razón. Sin embargo, aún tenía la esperanza de que esto se pudiera arreglar.

"Escucha, Bruno", explicó Mónica, "estoy encantada de ayudar, pero no puedo apoyarte del todo".

Bruno asintió. Dijo que lo entendía. Dijo que trabajaría en conseguir un trabajo "pronto" para conseguir el dinero necesario.

Al instante, volvió a hablar del crucero. Mónica no quería ser la única financiadora del crucero, sobre todo si él no iba a aportar ningún dinero para ello.

. . .

Mónica salió del apartamento para llamar a su amiga Megan.

Necesitaba consejo sobre qué hacer.

"Ya sabes lo que tienes que hacer", dijo su amiga. Mónica no lo sabía. Su amiga le dijo que tenía que echarlo. "Tienes que volver a encauzar tu vida. Está malgastando tu dinero y tu tiempo".

"Pero le quiero", insistió Mónica. "¿Qué se supone que debo hacer? ¿Simplemente echarlo? ¿A dónde va a ir?"

"Eso no te concierne", dijo Megan. "En serio, era un gorrón antes de que lo conocieras. Lo estaba haciendo bien. Encontrará a alguien más a quien pedirle limosna".

Mónica sabía que su amiga tenía razón. Cuando volvió al apartamento, vio a Bruno junto al lienzo. Tenía mucha más pintura cerca que la última vez. Ella le preguntó al respecto y él le dijo que había vaciado la mayor parte de sus ahorros en la tienda de arte para conseguir suministros.

. . .

Fue entonces cuando supo que tenía que hacer algo. En lugar de aportar para el alquiler, lo usó en materiales de arte. Eso no estaba bien.

"Tenemos que hablar", dijo Mónica. Por el tono que utilizó, Bruno dejó su pincel y se sentó en el sofá junto a ella. Mónica le explicó que no podía seguir apoyándolo. Le dijo que tenía que mudarse.

"Tú me pediste que me quedara", le recordó Bruno. "Perdí la oportunidad de quedarme con mi amigo porque tú me querías aquí".

Mónica se mordió el labio porque esto era más difícil de lo que pensaba. "Lo sé. Lo siento, pero ni siquiera estás tratando de mantener un trabajo. No es justo que te apoye así cuando ni siquiera nos conocemos desde hace tanto tiempo".

Bruno discutió para intentar quedarse unos días más. "Sólo una semana. Verás cómo podemos hacer que esto funcione".

Mónica negó con la cabeza. "No. Una semana se convertirá en un mes". Mónica pudo mantenerse firme.

"Tienes que irte esta noche".

. . .

Bruno le gritó. Cuando Mónica no respondió, finalmente comenzó a recoger sus cosas. Mónica se sentó en el sofá llorando mientras él lo hacía, sin saber qué decirle.

Quería decirle que lo olvidara y que todo estaría bien. Sin embargo, siguió llorando. Se despidió de ella al salir y le dijo que se arrepentiría de haberlo hecho. Ella esperaba que él se equivocara en esa parte.

Los amigos de Mónica tenían razón. Una vez que Bruno estuvo fuera de la casa, ella pudo retomar su vida. Incluso planearon un crucero juntos, pagando cada uno por su cuenta. Nunca supo qué fue de Bruno, aunque pensó que era lo mejor.

COMENTARIO SOBRE LAS RELACIONES

Bruno era un aprovechado. Aunque tenía buenas intenciones en su relación con Mónica, se aprovechaba de ella en todo momento. A ella le gustaba mucho. Sus amigas también pensaban que era guapo, así que a ella le gustaba aún más por la imagen que era capaz de ayudarla.

Los gorrones buscan que otro se ocupe de sus problemas.

. . .

No tienen un plan para mejorar su situación económica porque siempre están buscando la "próxima gran cosa" que aparezca. En el caso de Bruno, estaba tan concentrado en que su arte era su boleto a la libertad financiera que no vio cómo estaba afectando su relación con Mónica o su capacidad para mantenerse.

Bruno también utilizó la manipulación para hacer ver que fue idea de Mónica que se quedara con ella. Nadie sabrá nunca si Bruno estaba diciendo la verdad sobre si realmente tenía planes de irse a vivir con una amiga o no.

Contaba con la relación que había construido con Mónica para que ella se sintiera mal. Este es a menudo el problema con los gorrones. Se entrelazan con la vida de otra persona tan estrechamente que es difícil para la otra persona resistirse a sus encantos.

Había muchas señales de que Bruno estaba usando a Mónica:
- Olvidar su cartera en la primera cita.
- Su incapacidad para mantener un trabajo.
- Su actitud displicente para conseguir un nuevo trabajo.
- No pagar ningún dinero de alquiler a Mónica.
- Gastar dinero en tonterías (zapatillas, material de arte) en lugar de ser responsable económicamente.

- Planeando unas vacaciones que Mónica tendría que pagar.

Los amigos de Mónica ya le habían dicho que tenía que tener cuidado con Bruno. Vieron que ella estaba gastando todo su dinero para mantener la relación. Sin embargo, Mónica había sido herida antes. No quería acabar sola. Veía a Bruno como un buen tipo que había caído en tiempos difíciles. No quería ser ella la que terminara las cosas sólo porque él no estaba trabajando y no podía mantener un empleo. Tenía la esperanza de que alguien hiciera lo mismo por ella si los papeles se invertían.

El mayor problema de un gorrón como Bruno es que la situación nunca mejora. No tenía intención de conseguir un trabajo "de verdad". Tampoco parecía tener suficiente talento artístico para triunfar como artista, lo que se hace evidente al no vender ninguna pieza en la exposición de arte. En lugar de que eso le sirviera para darse cuenta de la realidad, dejó su trabajo y se gastó todo el dinero que le quedaba en material artístico para centrarse en su arte.

Él sentía que tenía la capacidad de hacerlo porque Mónica pagaba la cuenta de todo. No la respetaba lo suficiente como para sentir que debían tener una sociedad igualitaria.

. . .

Hay ocasiones en las que uno de los miembros de la pareja pasa por momentos difíciles. Sin embargo, también hay formas de saber si se trata de una situación temporal en la que la persona tiene toda la intención de arreglar las cosas o no. Los que van por libre no van a arreglar nada.

Pasan de una situación temporal a otra porque carecen de responsabilidad o de la atención necesaria para ser responsables.

Las relaciones sanas se basan en el respeto. Bruno no respetó a Mónica lo suficiente como para asegurarse de que ella estaba de acuerdo en gastar su dinero. Pidió comida con su tarjeta de crédito sin siquiera preguntar.

Supuso que estaría bien. Al hacer eso tan temprano en la relación, fue una falta de respeto.

Además, Mónica y Bruno no estaban casados. Ella no le debía nada en ese momento. Aquí es donde es importante recordar que las citas consisten en determinar si alguien es una pareja adecuada antes de entrar en una situación permanente con ellos. Ella no tenía los medios para mantenerlo porque hablaba de tener que conseguir un segundo trabajo. Bruno apenas demostró que estuviera motivado para ganar dinero por sí mismo, aunque era perfectamente capaz de hacerlo. Simplemente era más fácil para él depender de Mónica. Se aprovechaba de su generosidad.

Una vez casados, Mónica y Bruno serían responsables de mantenerse mutuamente. Si ella perdiera su trabajo, sería el trabajo de él proporcionarle apoyo y viceversa. Sin embargo, antes del matrimonio, no hay razón para que Mónica siga manteniéndolo.

Bruno incluso estaba dispuesto a ver cómo Mónica conseguía otro trabajo con tal de seguir pagando todo.

Esto debería haber encendido varias banderas rojas para ella. Estaba haciendo saltar las banderas rojas para sus amigos.

Mónica habría acabado con grandes problemas si se hubiera casado con un gorrón como Bruno. Se vería obligada a tener dos trabajos para llegar a fin de mes. Mientras tanto, estaría casada con alguien que estaba tan ocupado persiguiendo sus sueños que no tenía tiempo para trabajar y ganarse la vida. Ella estaría estresada mientras él estaría viviendo su mejor vida. También los hijos en esa situación serían problemáticos. Los niños probablemente pasarían más tiempo en la guardería que en cualquier otra cosa porque la madre estaría trabajando todo el tiempo y el padre estaría demasiado ocupado trabajando en su arte o persiguiendo su "próxima gran cosa".

Cuando sales con un gorrón, tienes que fijarte bien en las señales.

No siempre son tan evidentes como uno desearía que lo fueran. Por eso puedes encontrarte en una mala relación. Puede que te dejes llevar tanto por el hecho de estar en una relación que no te des cuenta de que te está utilizando. Te vuelves inconsciente de los problemas mayores porque no quieres romper las cosas y enfrentarte de nuevo a la vida de soltero.

Con un gorrón, nunca habrá un equilibrio saludable de responsabilidad. Sobre todo, cuando estás en la fase de las citas, no hay razón para que sientas que tienes que mantener a otro adulto que es capaz de mantenerse por sí mismo.

CHANTAJE EMOCIONAL

Expresiones como "no lo haces porque no me quieres", "si me quisieras no harías eso" por un lado. Y por el otro:" mi pareja me adora, por eso quiere que estemos las 24 horas juntos" o "algo habré hecho mal" ... Si eso sucede, piensa que estás frente a un chantaje emocional y esa es una actitud que no debería tener cabida en la relación de pareja. El problema es cómo reconocerlo. Y, sobre todo, cómo abordarlo si ocurre. Te damos unas pistas para que endereces la situación.

El chantaje emocional es una técnica manipulativa utilizada para conseguir que otra persona haga, diga o sienta lo que nosotros queremos, en el propio beneficio.

A través del chantaje, en numerosas ocasiones, se persigue de una forma inadecuada e irrespetuosa la satisfacción personal.

Darse cuenta de que estamos viviendo una dinámica de este tipo no es fácil debido a que a veces es muy sutil, podemos incluso acceder a dichos chantajes sin ser conscientes de ello.

Podemos empezar a hablar de chantaje emocional si aparecen situaciones como que la pareja no tiene en cuenta cómo me siento, sí alerta de las consecuencias negativas que habrá si no accedo a su "petición", si termino haciendo cosas que no quería hacer pese a manifestarlo, si siento que me aísla y/o me hace sentir malestar, o si me invita a dejar de hacer cosas con las que disfruto apelando a sus consecuencias.

. . .

Existen cuatro tipos de chantajistas: Son los castigadores ("si te divorcias de mí, no volverás a ver a los niños"), los auto-castigadores ("si te vas, mi vida no tiene sentido, me mataré"), los sufrientes ("¿Qué te pasa? Nada, tú sabrás) y los atormentadores ("pensé que la familia estaría ahí para apoyarse").

¿CÓMO SURTE EFECTO EN LA RELACIÓN DE PAREJA?

Al estar en una relación de pareja, podríamos suponer que tenemos una conexión afectiva y emocional profunda. Sería ideal que estuvieran presentes la confianza, el respeto, la intimidad o sentir a la pareja como un espacio seguro.

Porque precisamente cuando queremos que nuestra pareja se sienta bien y acogida, somos más vulnerables a que podamos acceder a dichas manipulaciones sin darnos cuenta. Jugar con la culpabilidad, los sentimientos y nuestras emociones es la clave para que el chantaje surta efecto. Se aprovecha del propio vínculo sentimental para ganar fuerza.

¿Qué hace que el o la chantajista se comporte de esta manera? No hay consecuencias directas e identifica factores causales como el aprendizaje vicario, falta de límites y una falta de acompañamiento en necesidades básicas como pedir o ponerse en el lugar del otro (apego inseguro).

. . .

PISTAS PARA DETECTAR EL CHANTAJE EMOCIONAL

El chantaje emocional se aprovecha del miedo y la culpa y podemos detectarlo si conocemos cuáles son algunas de estas formas de chantaje.

1. Transmitir castigos. Exponer "consecuencias" a nuestros actos, así podrían conseguir que no hagamos lo que deseamos. Por ejemplo, "si hablas con él, tú verás..."
2. Victimizar. Hacernos pensar que por hacer algo afectamos a la otra persona de forma negativa, puede hacer que accedamos a sus deseos. "Si no vienes hoy tú, mañana yo tampoco"
3. La ley del silencio. "Si no me habla, algo habré hecho". Muchas veces el castigo puede ser evitarnos o no dirigirnos la palabra hasta conseguir lo que se pretende.
4. Apelar constantemente al estado de la relación. Consiste en analizar nuestros actos, pensamientos y deseos con el fin de hacernos sentir culpables porque "no hacemos lo suficiente" por la pareja.
5. Promesas de cambio: cuando nos encontramos en una dinámica de violencia, es común que la persona que la ejerce apele a que va a cambiar su forma de proceder con el fin de que la pareja

permanezca en la relación. "Si me quieres confía en mí, cambiaré".

Claves para frenarlo ¿Es posible?

En el caso de que lo estemos sufriendo:

1. Presta atención a tus emociones, sensaciones físicas y necesidades. La persona que chantajea emocionalmente busca personas que suelen tener problemas de apego, ya que normalmente amenazan el afecto, la seguridad y la aprobación. Por eso es importante que prioricemos nuestras necesidades al mismo nivel que las de los demás, no cedamos exclusivamente por el otro, sólo si podemos y queremos.

2. Gestionar nuestro estado emocional puede hacer que tomemos decisiones con mayor distanciamiento. ¿Cómo me hace sentir esto? ¿Por qué? ¿Para qué? ¿Es lo que quiero? ¿Me siento presionada/o? Hacernos estas preguntas nos dará pistas.

3. Entender no es ceder, pedir perdón o justificarme continuamente. No tengo por qué tomar decisiones que no quiero tomar o acciones que no quiero hacer. Que entendamos un punto de vista y empaticemos no quiere decir que tengamos que actuar en base a ello.

4. Mantén una comunicación asertiva. La persona debe empezar a tener en cuenta sus

pensamientos y emociones para autoafirmarse que él/ella también es importante. Una pareja es cuidado mutuo, no solo de una de las partes invalidando a la otra, recuerda Gómez.

5. Gestionar conflictos también pasa por preguntar. A veces mediante preguntas podemos hacer ver a la otra persona que hay alternativas a sus comportamientos creando un espacio seguro para ambos.

6. Pide ayuda profesional si sientes que la necesitas. Apóyate de personas que te hagan sentir bien y sean un espacio seguro para ti

Si soy la persona que utiliza el chantaje:

1. El primer paso. Es ver que esta dinámica nos daña a mí y a las demás personas, dice Gómez. "A veces no somos capaces de ver otra alternativa y de gestionar nuestras emociones de forma positiva y constructiva", agrega.

2. Hazte preguntas. ¿Cómo me hace sentir esto? ¿Por qué lo hago? ¿Para qué? ¿Cómo podría sentirse la otra persona?

3. Recuerda que la comunicación y la gestión emocional también se aprenden. Pedir ayuda profesional puede ayudarte a construir relaciones contigo y con las demás personas desde otro punto.

5

El matón

Mónica se ha desempolvadoy ha pasado a otra relación. Explora cómo se conocen Mónica y Raúl y cómo se desarrolla su relación.

Encuentra los distintos defectos de la relación para ver cómo Raúl es un acosador. Es posible que haya algunas similitudes en una relación en la que estés involucrado actualmente. Después de la historia, hablaremos de la relación en detalle para que puedas ver por qué terminar las cosas fue la mejor decisión para Mónica.

PERFIL: RAÚL Y MÓNICA

Mónica había estado trabajando duro en el bufete de abogados. Pasó de ser pasante a aprobar el examen de abogacía. Fue entonces cuando su bufete decidió contratarla a tiempo completo como abogada. Llevaba un tiempo soltera y algunos de los otros abogados del bufete habían intentado emparejarla.

"Realmente no estoy buscando nada serio en este momento", le dijo Mónica a una de las empleadas, Rocío, con la que trabaja en el condado.

"No estoy hablando de emparejarte con cualquiera. Mi hermano es fiscal del condado", dijo Rocío. "Realmente creo que ustedes dos se llevarían bien".

Mónica se lo pensó un rato. Nunca había tenido mucha suerte con la gente que le tendía una trampa, pero le gustaba el hecho de que el hermano de Rocío fuera fiscal. Significaba que tenía un buen trabajo y que entendía el compromiso de tiempo de su trabajo. Además, Rocío era una mujer atractiva, así que esperaba que la buena apariencia fuera cosa de familia. "De acuerdo, una cita".

Rocío sonrió. "Genial. Le diré que te llame. Ya tengo su número. Se llama Raúl".

"De acuerdo", dijo Mónica y recogió su bolso para volver a la oficina.

Habían pasado dos días y no había tenido noticias de Raúl.

. . .

Cuando volvió al tribunal, el fiscal del caso se llamaba Raúl. Era alto, con el pelo oscuro, un poco de barba en la barbilla y un traje azul marino que parecía hecho a medida para él. Se preguntó si sería el mismo Raúl con el que Rocío intentaba emparejarla.

Decidió acercarse a él. "Hola, quería presentarme", dijo, acercándose a él.

Sonrió como si ya supiera quién era ella. "Mónica, lo sé. Vas a tomar la delantera en este caso, ¿verdad?"

Ella tropezó un poco. "Um, sí. Me preguntaba si tenías una hermana llamada Rocío".

Raúl asintió. "Sí. También me dio tu número para llamarte".

"Pero no lo has hecho", dijo Mónica, sintiéndose rechazada.

"Todavía no lo he hecho", enfatizó Raúl. "No puedo salir con el abogado contrario. Hasta que no se cierre el caso, no podemos tener ningún tipo de relación personal".

. . .

Mónica sintió que sus mejillas se enrojecían. Debería haberlo sabido.

"Claro, por supuesto", dijo, enderezando su falda.

"Sin embargo, tengo la intención de llamarte", dijo Raúl y guiñó un ojo.

Mónica sonrió y volvió a su lado de la sala. Eso explicaba muchas cosas. Le gustaba su nivel de confianza y su forma de comportarse.

Él ya había investigado sobre ella. Parecía muy seguro de sí mismo de que tendrían una "relación personal" aunque nunca hubieran hablado antes. No pudo evitar estar de buen humor durante el resto del día.

El caso en el que trabajaba Mónica tardó una semana en cerrarse. A las pocas horas de salir del juzgado ese día, sonó su teléfono. Era un número desconocido, lo que la excitó un poco al pensar en quién podría ser.

"¿Hola?", respondió al teléfono.

"¿Quieres tomar algo para celebrar tu victoria?"

· · ·

"¿Raúl?", preguntó ella, esperando no estar a punto de avergonzarse a sí misma.

Se oyó una risa al otro lado de la línea. "Así que te has adelantado a mi llamada. ¿Significa eso que quedarán para tomar algo?"

Preguntó Raúl.

Mónica sonrió. "Claro. ¿Dónde te gustaría quedar?"

"¿Sabes dónde está la casa de Augusta?" preguntó Raúl.

Mónica dijo que sí. Estaba en la otra punta de la ciudad, pero no le importaba ir en coche. Se suponía que era uno de los mejores bares de la ciudad con una vista increíble. Ella no había estado allí personalmente, pero había oído muchas cosas buenas sobre él.

Cuando ella entró, él ya estaba en la barra. Se levantó para saludarla, dándole un beso en la mejilla. "Es un placer conocerte formalmente, Mónica", dijo Raúl y le indicó que tomara un taburete a su lado. "Te he pedido un Cosmopolitan".

· · ·

"Muchas gracias. Es bueno tener una victoria en mi haber desde el principio", sonrió.

"No te vas a enfrentar a mí, así que deberías tener mucha suerte", replicó Raúl.

"¿No?", preguntó ella.

Raúl negó con la cabeza. "No creo que sea una buena manera de empezar a salir, ¿verdad?"

Mónica sonrió. "Entonces, ¿eso es lo que estamos haciendo aquí?

¿Salir con alguien?"

Raúl se encogió de hombros. "Somos dos personas inteligentes.

No veo ninguna razón para que no estemos juntos. De hecho, te he echado el ojo desde hace tiempo".

. . .

"¿Lo has hecho?" preguntó Mónica, tomando un sorbo de su Cosmo.

"Yo sí. Yo también suelo conseguir lo que quiero", dijo Raúl y le puso la mano en la rodilla.

Así, los dos entraron en un ritmo cómodo de estar juntos.

Se convirtieron en algo instantáneo y todo el mundo en los tribunales y en su bufete de abogados sabía que estaban saliendo.

Tuvieron que presentar documentos para poder salir juntos, en los que se declaraba que nunca aceptarían un caso en el que trabajara el otro.

Así evitarían también cualquier favoritismo o conflicto de intereses para sus clientes.

"Vámonos este fin de semana", le dijo Raúl una tarde, alcanzándola en los pasillos del juzgado.

"Oooh, eso suena divertido. ¿A dónde?" Preguntó Mónica.

Raúl pensó durante un minuto. "Todavía no estoy seguro.

. . .

¿Dónde quieres ir?"

"¿Tal vez Cape Cod?"

Raúl asintió. "Lo investigaré y reservaré algo". Le dio un beso y se dirigió al otro lado del juzgado para una reunión informativa.

Mónica volvió a su despacho para hacer algo de papeleo. Un fin de semana a solas con Raúl sonaba emocionante. Estaba ansiosa por estar en una relación que tuviera que ver con el equilibrio. Después de algunas de sus relaciones anteriores, estaba un poco indecisa.

Sin embargo, Raúl era capaz de llevar su propia vida.

Además, parecía realmente interesado en ella y en lo que quería conseguir.

Justo cuando estaba recogiendo sus cosas para irse a dormir, recibió un mensaje de Raúl. "Portland, Maine, allá vamos". Mónica sonrió, emocionada por la oportunidad de escaparse. Sin embargo, también recordó haber hablado de Cape Cod. Tal vez no hubiera disponibilidad allí para el fin de semana.

. . .

"Me parece bien", respondió ella, añadiendo una carita sonriente.

Ambos tenían mucha carga de trabajo por delante, así que no hablaron mucho a lo largo de la semana.

Esta es una de las razones por las que a Mónica le gustaba tanto Raúl. Él entendía su incapacidad para salir a menudo durante la semana debido a su trabajo.

Llegó el viernes y él tenía previsto recogerla a las tres para que pudieran ponerse en marcha temprano. Ella le envió un mensaje de texto para informarle de que iba a llegar un poco tarde. Él le dijo que no había problema y que estaría allí cuando ella estuviera lista.

A las cinco, por fin estaban en la carretera hacia Maine.

"Probablemente vamos a perder las reservas para la cena ahora", dijo Raúl mientras conducía.

"Lo siento", dijo Mónica. "No me di cuenta de que habías hecho alguna".

. . .

"Por supuesto que no lo habrías hecho. Eso me pasa por ser considerado", dijo Raúl, pero no estableció contacto visual con ella al decirlo.

Mónica se recostó en el asiento y respiró profundamente. Ambos estaban agotados y ella no quería pelear. Decidió optar por una conversación más sencilla. "¿Viste el debate político de anoche? Pillé el final antes de irme a la cama".

Mónica no tardó en darse cuenta de que los dos estaban en lados diferentes de la valla política. Ella había asumido que él tenía las mismas inclinaciones que ella.

"Eres demasiado joven para darte cuenta de que estás equivocado", dijo Raúl. "Veamos qué opinas de estos mismos temas cuando madures un poco".

"¿Perdón?" Preguntó Mónica, sorprendida de que fuera allí.

"Relájate, estoy bromeando. Pero está claro que no estás lo suficientemente informado sobre los temas para hablar de ellos de forma inteligente", dijo Raúl.

. . .

Mónica resopló y decidió dejar la conversación. Ambos estaban cansados. Ella también tenía hambre porque se había saltado el almuerzo. Encendió la radio para romper el silencio entre ellos.

Raúl no se molestó en cambiar de emisora. En su lugar, dijo:

"Deberíamos llegar en una hora".

Mónica asintió y se relajó en el asiento.

Una hora más tarde, Raúl se detuvo ante un hermoso hostal en la costa con un faro al fondo.

"Es precioso", comentó Mónica.

"Definitivamente lo es. Mucho mejor que los lugares que pude encontrar en el Cabo. Disfrutaremos de la privacidad aquí.

Démonos prisa. Todavía podemos hacer nuestras reservas para la cena", dijo Raúl, saliendo del coche.

El restaurante estaba a poca distancia del hostal. En cuanto se instalaron en la habitación, Mónica se pintó los labios y se cambió de zapatos.

. . .

"¿Listo?" preguntó Raúl, extendiendo el brazo.

Mónica sonrió y le agarró del brazo. "Listo".

En el restaurante, Raúl pidió una botella de vino tinto.

"Yo soy más del tipo de vino blanco", comentó Mónica.

"Eso es porque no has tenido el tipo de rojo adecuado", dijo Raúl, descartando por completo sus pensamientos sobre el tema.

La cena estuvo bien. Mónica pensó que el vino estaba "bien" pero no quería empezar nada con Raúl. Era tarde cuando volvieron a la habitación. Estaba lista para quitarse los zapatos e irse a la cama.

"¿Quieres dar un paseo por la propiedad?" preguntó Raúl.

Mónica negó con la cabeza. "Estoy agotada. ¿Podemos hacerlo por la mañana?"

Raúl suspiró. "Claro". Ella se dio cuenta de que quería

decir algo más, pero no lo presionó. Con la cantidad de trabajo que había hecho esta semana, sólo quería dejar que su cabeza golpeara la almohada.

Mañana sería divertido. Los dos habían hablado durante la cena sobre lo que iban a hacer y decidieron hacer una excursión en barco, así como ir a un lugar para comer sopa de pescado. Sonaba como un fin de semana relajante y Mónica estaba emocionada de hacerlo con Raúl.

La mayor parte del fin de semana transcurrió sin problemas. Se cogieron de la mano, se besaron y pasaron todo el fin de semana haciendo turismo por todo Portland. Fue relajante. Hubo un breve incidente en el que Raúl gritó porque tenían que volver al hostal cuando el tacón de Mónica se rompió. No era algo que ella esperaba que sucediera. Además, gritó lo suficientemente fuerte como para que varias cabezas se giraran. Sin embargo, Mónica trajo muchos zapatos, así que volvieron a hacer turismo en un abrir y cerrar de ojos.

"Debes lidiar con muchas cosas", dijo Mónica mientras regresaban a la ciudad.

"¿Qué quieres decir?" preguntó Raúl.

. . .

Mónica trató de elegir sus palabras con cuidado. "Como fiscal, es un trabajo estresante".

"Nada que no pueda manejar", dijo Raúl.

Mónica sonrió. "Bueno, sé que puedes manejarlo. Sólo digo que a veces debe ser mucho".

Raúl asintió, pero no dijo mucho más. No era un hombre que hablara mucho de sus sentimientos y Mónica llegó a entenderlo.

Pensó que sus gritos y sus discusiones a veces se debían al estrés de su trabajo. Esperaba que fines de semana como éste fueran suficientes para ayudarle a relajarse un poco.

Pasaron unas semanas y recibió un sobre en su mesa. Era una invitación a la fiesta de su bufete. Se suponía que debía llevar a un "acompañante". Sonrió, sabiendo que le pediría a Raúl que la acompañara.

"Estoy entusiasmada con esta fiesta", dijo Mónica a algunos de sus compañeros de trabajo en la sala de descanso.

. . .

"Sabes por qué te dicen que lleves un acompañante, ¿verdad?" preguntó Saúl, uno de los abogados que estaba en la cola para ser socio.

Mónica y algunos de los otros negaron con la cabeza.

"Los socios quieren saber que tienes una vida fuera de la oficina.

Los que están casados o tienen una relación sólida tienen más probabilidades de hacer de socio más rápidamente", explica Saúl.

"¿En serio?" preguntó Mónica.

Saúl asintió.

Mónica pensó que era interesante. Sólo llevaba un año trabajando como abogada, pero ser socia era definitivamente algo que quería en algún momento. Tener a Raúl, un fiscal del condado, como su cita, la ayudaría a quedar bien. Estaba ansiosa por impresionar a los socios. Envió inmediatamente un mensaje a Raúl para invitarle a la fiesta. Sabía que él tenía una serie de compromisos sociales en esta época del año, muchos de los cuales ella estaba invitada con él, y quería asegurarse de que tenía la fecha en el calendario. De ninguna manera iba a aparecer sola en la fiesta.

"Me parece bien", me respondió poco después.

Raúl y Mónica quedaron para cenar esa noche. Durante la cena, trabajaron en alinear sus calendarios. Él tenía unas cuantas fiestas a las que tenía que ir en las que sería mejor que tuviera una cita. Lo único que tenía Mónica era la fiesta de las vacaciones. También había unas cuantas fechas para el nuevo año que compartía con Raúl, incluyendo un retiro que la empresa había ordenado para todos. A Mónica le resultaba fácil ver un futuro con Raúl, así que le parecía correcto compartir las cosas que iban a ocurrir al menos dentro de seis semanas.

Parecía que los casos legales siempre aumentaban durante las vacaciones. Raúl y Mónica se enviaban muchos mensajes de texto y quedaban para tomar un café varias mañanas, pero no habían tenido la oportunidad de pasar mucho tiempo de calidad el uno con el otro. En su lugar, se conformaron con un rápido beso cuando se cruzaron en el juzgado.

Por fin llegó la noche de la fiesta. Raúl había reservado un coche urbano para llevarlos a la fiesta, que se celebraba en un local de lujo del centro. Mónica se había comprado un vestido nuevo especialmente para la ocasión.

"Te ves muy bien", dijo Raúl, sosteniendo la puerta abierta para ella.

"Gracias", se sonrojó. "Estoy muy emocionada por la fiesta".

Raúl miró sus tacones. "No se van a romper, ¿verdad? A veces eres un poco torpe".

Mónica negó con la cabeza y le dio un golpe en el hombro. "No.

No son tan altos como los que llevaba en Portland. Además, no soy una torpe".

Raúl puso los ojos en blanco, pero le tendió el brazo para que lo cogiera. "Siempre que puedas bailar conmigo después", dijo y le dio una palmadita en la mano.

"Definitivamente podemos hacer que eso suceda", sonrió Mónica.

· · ·

Los dos pasaron la siguiente hora estrechando manos con sus socios y siendo presentados a los principales clientes del bufete.

Vio cómo algunos de sus socios enarbolaban las cejas cuando presentó a Raúl como fiscal del condado. Raúl tampoco decepcionó al hablar de su trabajo y de su relación con Mónica. Lo hizo bien con su público.

"La pareja podría llegar antes de lo que esperabas", le susurró Raúl cuando estaban en la pista de baile.

"¿De verdad? ¿Qué te hace decir eso?" preguntó Mónica, mareada por la posibilidad.

"Bueno, tengo un poco de influencia en estos círculos.

Tener una mejor relación con los tribunales hace que tu bufete se vea mejor. Convertirse en algo más que un simple abogado también sería bueno para ti", dijo Raúl.

"Sólo ser abogado sigue siendo un gran trabajo", le recordó Mónica.

.   .   .

"Por ahora", dijo Raúl. "Pero no puedes esperar ser sólo un abogado para siempre. Socio es lo que tienes que aspirar. Más pronto que tarde, además. También es mejor para mi imagen".

Mónica asintió. Sabía que en su bufete había muchos abogados despiadados. No habían llegado a donde estaban por ser amables.

Si quería llegar a ser socia, tendría que jugar con un nuevo conjunto de reglas. Tal vez Raúl pudiera ayudarla.

Una semana después de la fiesta, Raúl estaba fuera de la ciudad por trabajo. Mónica se reunió con algunos de sus amigos en su bar favorito.

"¿Cuándo vamos a conocerlo?", preguntó una de sus amigas.

Mónica llevaba casi seis meses saliendo con Raúl, pero aún no se lo había presentado a sus amigas. Ambos parecían tan ocupados que era difícil coordinar algo.

"Pronto, lo prometo", dijo Mónica.

"No sé cómo lo haces", dijo otro amigo.

. . .

"¿Qué quieres decir?" preguntó Mónica.

Su amiga le explicó que era mucho ser abogado y tener una nueva relación.

Mónica dijo que era mejor que Raúl tuviera también un trabajo que le exigiera mucho tiempo, porque lo entendía. También confesó que había veces que había pensado en terminar con él para poder concentrarse en ascender en el bufete.

No fue hasta unos días después que Mónica tuvo la oportunidad de ver a Raúl tras su viaje de negocios. Le habló de que había podido asistir a unos talleres realmente estupendos mientras estaba en la otra costa. Le preguntó por las copas con sus amigos. Ella dijo que había ido muy bien y mencionó la conversación que habían tenido sobre el mantenimiento del equilibrio entre la vida laboral y la personal.

"No vas a romper conmigo", dijo Raúl.

Mónica se rió, pensando que estaba bromeando. "Puede que sí".

. . .

No tenía ninguna intención de romper con él en este momento, pero se sentía con derecho a hacerlo según su criterio.

"No vas a romper conmigo. Te arrepentirías", dijo Raúl.

Esta vez, Mónica no se rió. Había algo en la forma en que lo dijo entre dientes apretados que la asustó.

"Te quiero más de lo que nadie podría quererte", dijo Raúl, acercándose y rodeando sus hombros con el brazo. "Hacemos una gran pareja. Todo el mundo aquí lo ve".

Mónica asintió. De hecho, se lo habían dicho en más de una ocasión. Incluso uno de los socios del bufete dijo que hacían una gran pareja cuando estaban en la fiesta de fin de año.

"Si crees que no me ves lo suficiente, ¿por qué no te mudas?" preguntó Raúl.

Mónica se quedó con la boca abierta. "¿Qué?"

. . .

Raúl sonrió. "Ya me has oído. Múdate. Podrías deshacerte de tu apartamento. El mío es más grande y mejor de todos modos.

Además, dormiríamos en la misma cama todas las noches, garantizando vernos más".

"¿Puedo pensarlo?" dijo Mónica, sorprendida de que él la invitara a mudarse. Era un gran paso en su relación y uno que ella no quería tomar a la ligera.

"Claro, pero no esperes demasiado o me iré con alguna otra mujer guapa", dijo Raúl.

"¿Qué?"

"Relájate, estoy bromeando", se rió Raúl. Mónica se ponía rápidamente a la defensiva sobre diferentes cosas y Raúl no lo entendía. Él quería tener la vida perfecta y la esposa perfecta le ayudaría en ese aspecto. Solo necesitaba que Mónica entendiera que la estaba ayudando.

Mónica envió un mensaje de texto a sus amigos sobre su sugerencia de mudarse. Algunos de ellos le dijeron que esperara, mientras que otros la animaron a intentarlo.

. . .

Como señaló uno de ellos: "No conoces realmente a alguien hasta que puedes vivir con él". Mónica estuvo de acuerdo.

Al día siguiente, mientras caminaba por el pasillo del juzgado, Raúl salía de una sala. "Oye", le dijo, agarrándola del brazo. "¿Has podido pensar en mi pregunta?"

Mónica sonrió. "Sí".

"Sí, ¿lo has pensado o sí, te mudarás conmigo?" Preguntó Raúl.

"Sí a ambos".

"Maravilloso. Trabajaremos en tu mudanza este fin de semana", dijo Raúl. "Debería ser fácil ya que tus muebles no tienen que ir".

Antes de que Mónica pudiera preguntar a qué se refería, él la besó en la mejilla y le explicó que llegaba tarde a una reunión.

. . .

El fin de semana se acercaba rápidamente y Mónica estaba cada vez más emocionada. Empacaba cajas cada noche, asegurándose de tener sus libros y otras cosas. Su apartamento era muy codiciado por las vistas, así que el complejo le dijo que podía romper su contrato de alquiler sin pagar nada. Todo parecía perfecto.

Rocío, el hermano de Raúl y amigo de Mónica, detuvo a Mónica en el juzgado. "¿Os vais a vivir juntos?", chilló.

"Te dije que lo vuestro funcionaría. Te vas a convertir en mi cuñada en poco tiempo".

Mónica sonrió, pero se puso nerviosa. Mudarse con Raúl era una cosa. Casarse era otra. Le gustaba mucho Raúl, pero también se sentía incómoda por la forma en que se burlaba de ella a veces.

Sacudió la cabeza para aclarar sus pensamientos y siguió con el resto de su día.

La mudanza con Raúl fue más fácil de lo que ella pensaba.

Hizo llegar a su apartamento un U-Haul con unas cuantas personas contratadas para hacer todo el trabajo pesado.

Luego hizo fotos de sus muebles para poder venderlos en Internet.

"¿Todos mis muebles?" preguntó Mónica. Había algunas piezas que le gustaban mucho.

Raúl se encogió de hombros. "No necesitas esos muebles.

Son anticuados, así que ni siquiera sé por qué te gustan.

Mi apartamento tiene todos los muebles que necesitamos". Ella pensó que él tenía razón. No había necesidad de dos marcos de cama o dos sofás. Además, el dinero de la venta de los muebles podría utilizarse para unas vacaciones. Uno de sus socios tenía una casa en San Bartolomé que le habían ofrecido si quería escaparse un fin de semana largo con Raúl.

"Ves, encajamos juntos", dijo Raúl. "Todo el mundo piensa que hacemos la pareja perfecta".

Después de vivir con Raúl durante unos meses, los amigos de Mónica le hicieron comentarios cuando por fin pudieron salir con ella. "Has cambiado", le decían todos de una manera u otra.

. . .

"¿Qué quieres decir?" preguntó Mónica, preocupada por si sus amigos iban a decir algo malo de Raúl.

"Pareces más indeciso. Esperas a que todos pidamos antes de hacerlo tú", dijo una de sus amigas.

"Y tú te cuestionas lo que vas a ponerte", dijo otro amigo.

Mónica se encogió de hombros. "Raúl me ayuda a tomar decisiones. No veo nada malo en ello".

Sus amigas intercambiaron miradas, pero no dijeron nada. Mónica sabía que parte de lo que hacían era ser precavidos por ella.

También sabía que muchos de ellos no tenían relaciones exitosas.

Probablemente estaban celosos porque ella tenía algo tan bueno con Raúl.

. . .

"Me alegro de que vivas conmigo", dijo Raúl cuando llegó a casa.

"Yo también", sonrió, quitándose los zapatos junto a la puerta.

"Así sé que eres mía. No puedes estar con nadie más", sonrió y la acercó a él en el sofá.

Pasó otra semana y las amigas de Mónica volvieron a comentar sobre Raúl. "Tenemos que conocerlo", declararon.

Mónica decidió invitar a Raúl al bar con ella el viernes para que todos pudieran conocerlo.

"No creo que debas pasar tiempo con ellos. No hacen más que quejarse de sus vidas", comentó Raúl.

"Eso no es justo. Son amigos míos desde hace años", dijo Mónica.

. . .

Raúl negó con la cabeza. "Bien. Iremos a hacer acto de presencia, pero sólo para una copa. Luego tenemos cosas más importantes que hacer".

Mónica asintió, feliz de que Raúl aceptara ir a reunirse con sus amigos.

El viernes podría haber ido mejor. Primero, Mónica tuvo que presentarse en el bar sin Raúl. Cuando le envió un mensaje de texto, él afirmó que se había olvidado y que estaba en camino.

Mónica estaba tomando un Martini cuando apareció Raúl.

"¿Poniéndote a tono con las chicas?", preguntó.

Ella se rió. "Por supuesto que no. Todos, este es Raúl".

Fue nombrando a todos para que Raúl supiera con quién estaba pasando el tiempo. "Me alegro de que hayas podido venir", sonrió, dándole un beso en la mejilla.

. . .

"Si no resuelvo este caso, será por tu culpa. He tenido que dejar un montón de papeleo en la oficina para venir a conocer a tus amiguitos", dijo.

"Lo siento mucho", se disculpó Mónica.

"Espera, ¿por qué te disculpas?", se entrometió en la conversación una de sus amigas.

Las mejillas de Mónica se pusieron rojas. "Nada, no te preocupes".

"Tengo que volver a la oficina, así que sólo voy a tomar una copa", dijo Raúl.

Mónica asintió. Pidió una copa y fue muy escueto en sus respuestas cuando los amigos de Mónica le preguntaron a qué se dedicaba y qué le gustaba hacer. Fiel a su palabra, una vez terminada la bebida, se despidió.

"¿Volverás a mi casa antes de que yo llegue?" preguntó Raúl.

Mónica asintió y saludó.

· · ·

Sus amigos negaban con la cabeza.

"Oh, para. Sólo está estresado en este momento", defendió Raúl.

"Te está cambiando", dijo un amigo.

"Y no para mejor", añadió otro.

Mónica les explicó que aunque la relación no era perfecta, estaba bien. También les dijo lo difícil que sería terminar las cosas "aunque quisiera" por el hecho de trabajar juntos. "Aunque no llevemos los mismos casos, le vería en la sala todos los días. No hay manera de que quiera lidiar con eso", dijo Mónica.

A sus amigos no les gustaba lo que oían. No podían entender por qué se conformaba en lugar de terminar las cosas. Sin embargo, Mónica sabía por qué. Ella amaba a Raúl. Sus vidas se habían entrelazado. Claro, él podía ser un poco crítico a veces. Sin embargo, también sabía que, como ella, tenía un trabajo estresante.

A la semana siguiente, Mónica recibió la llamada de atención que necesitaba. Ella salía de una sala y Raúl salía de otra. Ella fue a darle un beso y él levantó la voz. "No puedo creer que me hayas dejado convencer para conocer a tus amigos. He perdido este enorme caso por eso. Tus amigos son una distracción". Él se fue resoplando por el pasillo antes de que ella pudiera decir nada.

Derek, un abogado de otro bufete, con el que estudió derecho, se acercó a ella. "¿Estás bien?", le preguntó.

Mónica asintió. "Sí, sólo está estresado".

Derek negó con la cabeza. "No, lo siento. Sé que esto no es asunto mío, pero ese no es un hombre estresado. Es verbalmente abusivo".

"No lo entiendes", dijo Mónica.

"Lo sé", dijo Derek. "Mi hermana salió con un tipo como él".

Metió la mano en el bolsillo. "Escucha, si alguna vez quieres saber cómo es salir con un buen tipo, llámame".

. . .

Le entregó su tarjeta de visita y le dio un apretón en el hombro. "Te veré más tarde".

Mónica volvió a la oficina para pensar en todo. ¿Podría tener razón Derek? ¿Era eso lo que sus amigos estaban tratando de decir también? No quería dejar a Raúl.

Odiaba estar soltera. Sin embargo, no le gustaba que él le levantara la voz y le hablara con desprecio constantemente. Sin embargo, tenía miedo de romper con él. Fue entonces cuando se dio cuenta de que realmente había un problema. No debería tener miedo de romper con alguien. Sólo tenía que averiguar cómo hacerlo con cuidado.

Mónica decidió llamar a una de sus amigas íntimas para ver si podía mudarse temporalmente. Cuando su amiga se enteró de que Mónica iba a dejar a Raúl, estuvo encantada de ayudar. También le sugirió a Mónica que rompiera con él públicamente para que no corriera el riesgo de ser herida.

Mónica llamó a Raúl y le pidió que se reuniera con ella en un restaurante justo después del trabajo. Dijo que era para tomar algo y hablar. Él aceptó.

Se sentó en la barra junto a ella. "Hola, ¿qué pasa?"

• • •

Mónica frunció el ceño y respiró profundamente.

"Tenemos que romper. Creo que ya no es una relación sana".

"Por supuesto que no", dijo Raúl, aumentando el volumen más de lo necesario.

"¿Perdón?" Preguntó Mónica.

"No. No vamos a romper", dijo Raúl, incluso más fuerte esta vez.

Mónica negó con la cabeza. "No es sólo tu decisión. Es parte del problema".

"Esto es ridículo. Estás escuchando a tus amigos en lugar de a tu corazón. Me amas", dijo Raúl.

Mónica volvió a negar con la cabeza. "No sé qué decir. Esto se acaba. Mañana trabajaré para sacar todo del apartamento".

.   .   .

Cuando Raúl empezó a gritar más fuerte que ella no se mudara, el camarero le pidió que se calmara.

"Este no es el lugar para hacer esto", dijo Mónica.

"Piensa en lo que he dicho. Tal vez podamos hablar en una semana cuando las cosas se calmen".

Raúl sacudió la cabeza y se marchó enfadado. Mónica se sentó en el bar llorando, casi histérica. Envió un mensaje de texto a una amiga para que viniera a recogerla. Sabía que la ruptura sería dura, pero no sabía que lo sería tanto.

Mónica esperó hasta saber que Raúl estaría en el trabajo al día siguiente. Entró en el apartamento y recogió sus cosas. Luego cerró la puerta detrás de ella, feliz de haber terminado con este capítulo de su vida.

La siguiente vez que Mónica vio a Raúl fue en un juzgado. Le había dado la llave de su apartamento a su hermana, Rocío. No pasó mucho tiempo hasta que se enteró de que Raúl había aceptado un trabajo en el condado de al lado, donde probablemente encontró otra víctima.

COMENTARIO SOBRE LAS RELACIONES

. . .

Raúl era un matón. Aunque nunca le pegaba a Mónica, gobernaba la relación con miedo. Ella también trabajaba con él, así que temía terminar la relación con una mala nota.

Hubo varias veces en las que Mónica sintió que tenía que andar con pies de plomo cerca de Raúl porque no quería que la sermonearan.

Raúl siempre se sentía como si supiera lo mejor de todo, lo que incluía los mejores lugares para vacacionar, la política y el vino.

Mónica no quería una discusión, así que dejaba las cosas rápidamente. Sin embargo, al hacerlo, también permitió que Raúl se saliera con la suya.

Muchos escenarios mostraban cómo Raúl era verbalmente abusivo:

- Le dijo que no era lo suficientemente madura para tener las mismas opiniones políticas que él.
- La llamó torpe.
- La identificaron como aficionada cuando dijo que no le gustaba el vino tinto.
- La culpaba cuando sus casos no salían bien.

• Ninguno de sus muebles era lo suficientemente bueno para su casa.

• Le dijo que se arrepentiría de haber roto con él.

Hubo momentos en los que fue verbalmente abusivo y Mónica le llamó la atención. Entonces él le decía: "Estoy bromeando", como una forma de ayudarla a olvidarlo.

Sin embargo, ese tipo de tácticas son comunes entre los acosadores. Piensan que pueden decir lo que quieran mientras digan que están bromeando después.

Bromas o no, ese tipo de comentarios duele.

Los amigos de Mónica se dieron cuenta de que su comportamiento había cambiado de forma negativa después de salir con Raúl. Ya no estaba tan segura de sí misma como antes porque Raúl le hacía cuestionar su valor. Raúl la hacía sentir como si sus opiniones no importaran. Por eso reservó Portland en lugar de Cape Cod. Pidió lo que quería que ella tuviera en lugar de preguntarle lo que quería.

Esto fue evidente en la primera cita cuando pidió un Cosmopolitan y de nuevo cuando pidió el vino tinto.

. . .

Mónica puso muchas excusas para explicar el abuso verbal. Lo achacó a que estaba estresado.

El problema con esto es que las personas que están estresadas pueden ser cortas, pero aún así deben ser respetuosas. Los comentarios de Raúl fueron todo menos respetuosos.

Aunque Raúl amaba a Mónica a su manera, no era una relación equilibrada. Se trataba de control.

Las relaciones sanas se basan en el compromiso. A veces habrá desacuerdos. Sin embargo, la capacidad de compromiso de la pareja puede ser el punto de inflexión.

Si una persona es la que hace todos los compromisos y la otra se sale con la suya todo el tiempo, la relación se desequilibra. En algún momento, la persona que siempre se compromete pierde su identidad.

Mónica se tomó el tiempo necesario para acudir a sus amigos. Sabía que necesitaba ayuda para terminar con Raúl. Uno de ellos la ayudó a sacar sus cosas de su apartamento cuando él todavía estaba en el trabajo. Luego, estaban en el bar, en una mesa detrás de ella, cuando se reunió con Raúl para romper las cosas. Él gritó y montó una escena. La amenazó con "hacerla pagar" y le dijo que estaba arruinando su imagen y la de ella.

Fue entonces cuando sus amigos intervinieron. Le

dijeron que se retirara o que serían testigos para conseguir que Mónica tuviera una orden de alejamiento contra él.

Mónica tuvo que dar algunas explicaciones al día siguiente, cuando comunicó a su bufete de abogados que no quería participar en ningún caso con Raúl, a pesar de que ya no eran novios. Después de explicarle el motivo, lo entendieron y respetaron sus deseos. Se mudó con una de sus amigas hasta que pudo conseguir un nuevo apartamento.

Mónica tuvo que empezar de cero, pero al final mereció la pena.

Sabía que no quería vivir con miedo a la persona con la que salía.

También sabía que tenía que tener a sus amigos como sistema de apoyo.

Mónica también asistió a algún tipo de asesoramiento de salud mental para que pudiera entender que no era su culpa. Raúl la había desgastado con sus juicios, críticas y menoscabos hasta el punto de que ya no sabía cuál era su autoestima. Raúl era muy bueno acusando y culpando.

· · ·

Después de unas cuantas sesiones con un consejero, se dio cuenta de que era una víctima de abuso verbal y que él era el responsable de lo que le ocurría, no ella.

Los acosadores no suelen cambiar. Además, adoptan muchas formas. Pueden ser física o verbalmente abusivos.

Pueden empezar siendo los más simpáticos del lugar. Con el tiempo, mostrarán su verdadera cara y manipularán las situaciones para salirse con la suya.

Cuando salgas con un acosador, tienes que saber en qué fijarte. A menudo son tus amigos los que detectan las diferencias en tu comportamiento. Sin la ayuda de un sistema de apoyo, podrías acabar permaneciendo en una mala relación durante años. Pones excusas a su comportamiento. No quieres dejar la relación porque no crees que puedas hacerlo mejor.

Cuando vuestras vidas están entrelazadas, también es más difícil actuar, porque no quieres causar un gran trastorno.

Al final, los acosadores siempre van a ser acosadores.

. . .

Acabar con ellos te permitirá ser más estable mentalmente y sentirte más seguro en todos los aspectos de tu vida.

MALTRATO EN LA RELACIÓN

Las relaciones saludables implican respeto, confianza y consideración por la otra persona. Lamentablemente, algunas relaciones pueden volverse perjudiciales. Esto sucede desde edades muy jóvenes. De hecho, uno de 11 estudiantes de escuela secundaria denuncia ser víctima de maltrato físico por parte de su pareja.

Las personas que forman parte de estas relaciones en ocasiones confunden el maltrato con sentimientos intensos de preocupación y cuidado. Esta actitud incluso puede parecer halagadora. Piensa en una amiga cuyo novio es muy celoso.

Quizá parecería que la pareja de tu amiga es una persona muy considerada. Pero, en realidad, la conducta controladora y el exceso de celos no son signos de afecto en absoluto.

El amor implica respeto y confianza; no significa estar siempre preocupado por el posible fin de la relación. Si tienes sentimientos de inseguridad o preocupación por la relación, es importante que lo hables con tu pareja y que no intentes controlar su conducta.

¿Qué es el maltrato?

El maltrato puede ser físico, emocional o sexual (abuso sexual). El maltrato físico implica toda forma de violencia como golpear, pegar, tirar del pelo y patear. El maltrato puede tener lugar en las relaciones sentimentales y de amistad.

El maltrato emocional, caracterizado por conductas tales como burlarse de la otra persona, acosarla o humillarla, puede ser difícil de detectar porque no deja ninguna marca visible.

Las amenazas, la intimidación, el desprecio y la traición son todas formas perjudiciales de maltrato emocional que realmente pueden lastimar, no sólo en el momento en el que estas situaciones tienen lugar, sino mucho después también.

El abuso sexual puede afectar a cualquier persona, hombre o mujer. Nunca es correcto someterse a ninguna forma de experiencia sexual en la cual no se desee participar.

.   .   .

La primera medida que puede tomarse para desprenderse de una relación de maltrato es darse cuenta de que uno tiene el derecho a que lo traten con respeto y a no ser víctima de daños físicos o emocionales.

Signos de relaciones abusivas

Importantes signos de advertencia que indican que puedes estar involucrado en una relación de maltrato incluyen cuando alguien:

- te lastima físicamente de algún modo, con acciones tales como abofetear, empujar, agarrar, sacudir, golpear, patear y pegar
- intenta controlar diferentes aspectos de tu vida, como la forma en la que te vistes, con quién andas y lo que dices
- te humilla frecuentemente o te hace sentir indigno (por ejemplo, si tu pareja te rebaja, pero te dice que te ama)
- te amenaza con lastimarte o con lastimarse si cortas la relación
- tergiversa la verdad para hacerte sentir culpable de sus acciones
- exige saber dónde estás en todo momento
- se pone constantemente celoso o se enoja cuando deseas pasar tiempo con tus amigos

Las insinuaciones sexuales no deseadas que te causan incomodidad también son señales de advertencia de que la relación debe centrarse más en el respeto. Cuando alguien dice cosas tales como "Si me amaras, deberías...", esto también constituye una advertencia de posible maltrato y es una señal de que tu pareja intenta manipularte. Este tipo de afirmaciones son controladoras y es empleada por personas a las cuales sólo les interesa obtener lo que desean, sin importarle lo que su pareja desea. Confía en tu intuición. Si algo no te parece correcto, probablemente no lo sea.

Signos de que un amigo es víctima de maltrato

Además de los signos ya mencionados, a continuación, figuran otros signos que indican el posible maltrato de un amigo por parte de su pareja:

- moretones, fracturas, esguinces o marcas sin explicación
- exceso de culpa o vergüenza sin motivo aparente
- reserva o distanciamiento de los amigos y familiares
- evasión de la escuela o de eventos sociales con excusas que no parecen tener ningún sentido

Las personas que sufren maltrato necesitan una persona que las escuche y les crea. Quizá tu amigo tiene miedo de contarles a sus padres porque esto podría generar presión para terminar la relación. Las personas que sufren maltrato suelen pensar que es su culpa, que se lo "buscaron" o que no merecen nada mejor. Pero el maltrato nunca se merece. Ayuda a tu amigo a entender que no es su culpa. Tu amigo no es una mala persona. El autor del maltrato tiene un serio problema y necesita ayuda profesional.

Los amigos que son víctimas de maltrato necesitan tu paciencia, amor y comprensión. Tu amigo también necesita que lo animes a obtener la ayuda inmediata de un adulto, como un padre, familiar o consejero de orientación. Más que nada, tu amigo necesita que lo escuches sin juzgarlo. Requiere mucho valor admitir ser víctima de maltrato; aclarale a tu amigo que le ofreces todo tu apoyo.

Cómo puedes ayudarte a ti mismo

¿Qué deberías hacer si piensas que eres víctima de maltrato? Si crees que amas a alguien, pero a menudo tienes miedo, es momento de que cortes esa relación, cuanto antes. Mereces que te traten con respeto y puedes obtener ayuda.

Primero, asegúrate de estar a salvo. Un amigo o adulto de confianza puede ayudarte. Si la persona te agredió físicamente, no esperes para recibir atención médica ni para llamar a la policía. La agresión es ilegal, al igual que la violación, aunque el autor sea la persona con la que estés saliendo.

Evita la tendencia a aislarte de tus amigos y familiares.

Quizá pienses que no tienes a nadie a quien recurrir o te avergüence lo que sucede, pero es justamente allí donde más necesitas ayuda. Los consejeros, médicos, maestros, entrenadores y amigos querrán ayudarte; permíteles que lo hagan.

No creas que puedes salir de esta situación tú solo. Tus amigos y familiares, que te aprecian y se preocupan por ti, pueden ayudarte a superarla. Es importante que entiendas que el hecho de pedir ayuda no es ningún signo de debilidad. Por el contrario, indica que eres muy valiente y que estás dispuesto a defenderte. Es probable además que necesites ayuda para salir de un círculo de maltrato, sobre todo si aún amas a la persona que te lastimó o te provoca culpa cortar la relación.

Dónde obtener ayuda

Acabar con el maltrato y la violencia en las relaciones que mantienen los adolescentes es algo que compete a toda la sociedad y hay mucha gente dispuesta a ayudar. En el directorio telefónico local o en Internet encontrarás centros especializados en crisis, líneas de ayuda para adolescentes y líneas de emergencia para casos de violencia o abuso.

Estas organizaciones disponen de personal con capacitación profesional que podrá escucharte, comprenderte y ayudarte. Además, puedes solicitar información y apoyo a líderes religiosos, al personal de enfermería de tu colegio, a tus maestros, al consejero escolar, a tu médico y a otros profesionales de la salud.

También puedes participar en tu escuela o comunidad para ayudar a evitar futuros actos de violencia, maltrato o abuso en relaciones sentimentales. Habla con el consejero de tu escuela para crear un grupo o para encontrar otras maneras de participar y asegurarte de que las personas de tu escuela no sean víctimas de maltrato, violencia ni abuso en sus relaciones de pareja. Si eres mayor, la asesoría psicológica profesional y comunidades de apoyo son otros recursos de los que puedes disponer.

Conclusión

El amor en pareja es una experiencia preciosa, si sabes cómo conservarlo de manera sana.

A lo largo de este libro has encontrado vivencias que, aunque planteadas como historias, se parecen a millones de procesos emocionales alrededor del mundo. Es verdad que cada persona es consciente de sus sentimientos de maneras muy diversas. Sin embargo, es posible reconocer patrones de conducta, acciones dañinas y medidas para prevenir un daño mayor.

Si en alguna de estas historias te sentiste identificada o identificado, toma las decisiones que creas pertinentes para guardar tu bienestar. O, si lo prefieres, busca asesoramiento profesional para iniciar tu proceso de ruptura.

Siempre puedes seguir adelante. Tu relación presente no es la última, y probablemente tampoco la mejor que tendrás. Eres suficiente y mereces algo mejor, ¡recuérdalo!

Poner límites y alejarse también es una forma de amar (de amarte a ti, que eres quien más importa).

www.ingramcontent.com/pod-product-compliance
Lightning Source LLC
Chambersburg PA
CBHW061512050726
47593CB00002B/541